Endlich Schlafen Der Ratgeber für einen erholsamen Schlaf

Jana Hauschild

Endlich schlafen

Der Ratgeber für einen erholsamen Schlaf

Stiftung Warentest

Inhaltsverzeichnis

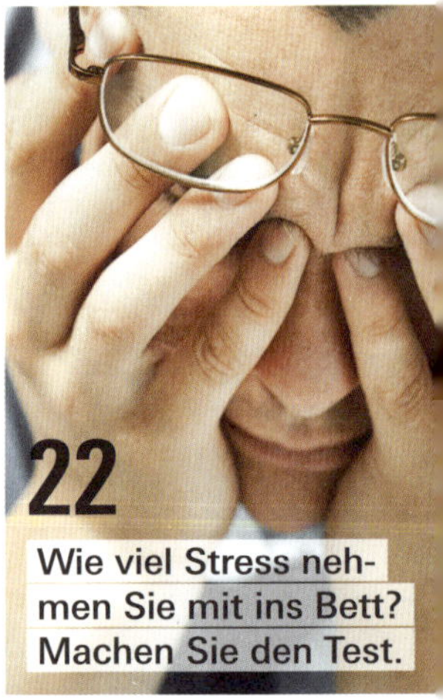

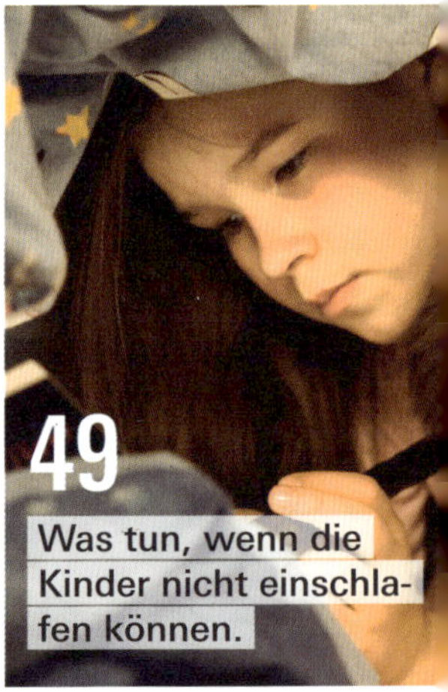

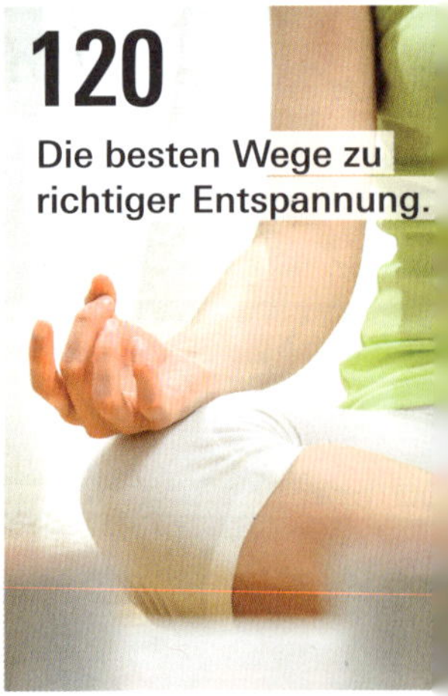

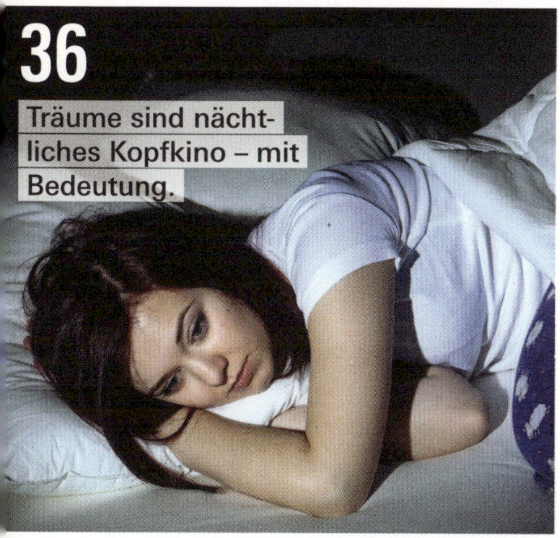

36

Träume sind nächtliches Kopfkino – mit Bedeutung.

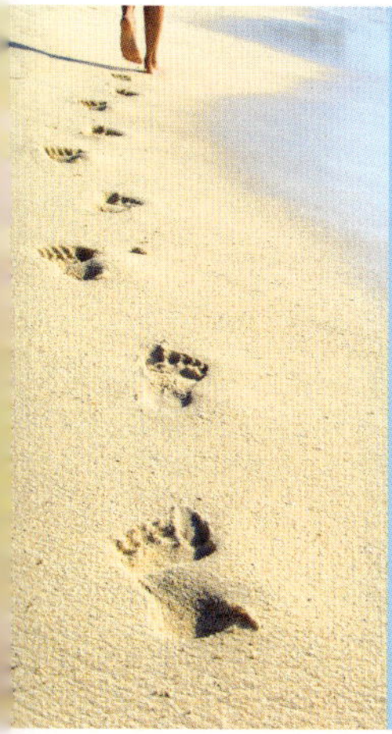

102

Helfen Sie sich selbst: Sechs Schritte gegen die Schlaflosigkeit.

147

Was schadet, was hilft? Alles über Schlafmedikamente.

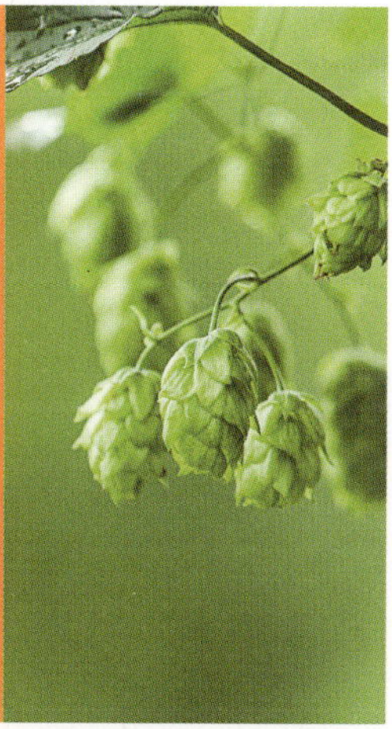

Was wollen Sie wissen?

Schlaf ist ein Lebenselixier. Kommt der Schlaf nicht mehr wie gewohnt oder fühlt man sich trotz ausreichender Nachtruhe tagsüber abgespannt und müde, kann das beunruhigen. Solche Nächte sind nicht immer ein Grund zur Sorge, auf Dauer aber einer, um etwas zu verändern.

Ich bin am Tag immer so müde. Muss ich mir Sorgen machen?

Sich ab und an schlapp zu fühlen und durch den Tag zu schleppen, das kennt jeder. Sind Sie allerdings ständig müde, unkonzentriert und schlafen schnell in ruhigen Momenten ein, auch am Tag, obwohl die Nachtruhe lang genug war, dann könnte eine Schlafstörung dahinterstecken. Atemaussetzer in der Nacht, aber auch Zuckungen der Beine im Schlaf verhindern erholsame Schlummerstunden, ohne dass die Betroffenen das in der Nacht selbst merken. Die Phänomene reißen aus dem Tiefschlaf, der Schlafphase, in der wir die meiste Energie tanken. Die Folge: Schläfrigkeit am Tag. Mehr dazu finden Sie unter „Zu wenig Luft, zu viel Bewegung“ ab S. 89. Ein übermäßiges Schlafbedürfnis kann aber auch auf eine Hypersomnie oder eine jahreszeitlich bedingte Depression hinweisen. Lesen Sie mehr dazu unter „Wenn Sie zu viel schlafen“ ab S. 78.

Ich kann seit Wochen nicht schlafen. Woher kommt das?

Schlaflosigkeit kann viele Ursachen haben. Auslöser ist oftmals eine besonders belastende Situation, wie die Trennung vom Partner, der Verlust eines Nahestehenden, Arbeitslosigkeit oder ein Unfall. Die Aufregung beeinträchtigt die nächtliche Ruhepause. Nach einiger Zeit kann sich die Schlaflosigkeit verselbstständigen. Die Lebenskrise ist längst überstanden, doch der Schlaf weiterhin zerrüttet. Andere rutschen durch körperliche Beschwerden wie Schmerzen oder wegen psychischer Probleme in den Strudel von Schlafstörungen. Aber auch einige Medikamente verhindern die Nachtruhe. Welche Störenfriede eine Schlafstörung noch auf den Weg bringen können, lesen Sie ab S. 12.

Warum träumt mein Kind plötzlich so schlecht?

Keine Bange, meist steckt hinter Schlafstörungen bei Kindern nichts Schlimmes. Im Schlaf verarbeitet das Gehirn die Eindrücke vom Tag. Weil für Kinder jeden Tag vieles neu ist, ackert ihr Kopf zur Nachtruhe und je nach Entwicklungsphase besonders aktiv. Das äußert sich nicht selten in Phänomen wie Schlafwandeln, einem gellenden Aufschrei mitten in der Nacht, bekannt als Nachtschreck, oder auch Albträumen. Ist gerade im Leben des Kindes besonders viel los, treten diese Erscheinungen noch wahrscheinlicher auf. Schon die Einschulung, ein Umzug oder ein neues Geschwisterchen, können aufregend genug sein. Sprechen Sie mit Ihrem Kind, was es bewegt. Das Reden kann Gruselträumen vorbeugen. Ab wann Sie stärker eingreifen sollten und wie, erfahren Sie unter „Schreie aus dem Kinderzimmer" ab S. 53.

Muss ich mit Schlafproblemen wirklich zum Arzt?

Besser ist ein Arztbesuch mitunter schon. Viele Schlafbeschwerden können Sie zwar auf eigene Faust bekämpfen (siehe „Selbst etwas verändern" ab S. 97). Dennoch ist es ratsam, medizinische Hilfe in Anspruch zu nehmen, wenn die Schlafbeschwerden sehr stark sind und schon lange anhalten. Ein Arzt kann zudem durch gezielte Untersuchungen ausschließen, dass die Schlafprobleme wegen körperlicher Beschwerden, einer chronischen Erkrankung, einer psychischen Störung oder eventuell durch Medikamente verursacht wurden. Sind diese Faktoren der Grund für die Schlaflosigkeit, müssen sie vorrangig behandelt werden, damit auch die Nachtruhe wieder erholsam wird. Mehr dazu unter „Körperliche Beschwerden" und „Wenn Gedanken wachhalten" ab S. 27 bzw. 35.

Warum bin ich kurz vorm Schlafengehen müde, aber im Bett hellwach?

Ihr Gehirn hat eine wichtige Verknüpfung verlernt: Mit dem Schlafzimmer und Bett verbindet es nicht mehr Ruhe und Erholung, sondern womöglich Aufregung, Angst oder Ärger. Statt sich am Abend müde unter die Bettdecke zu legen, sträubt sich Ihr Geist und auch Körper beim Betreten des Schlafzimmers, spätestens beim Zudecken gegen diesen Ort. Der Körper ist angespannt, im Kopf rattert es wie wild. Sie haben hier vermutlich in den vergangenen Wochen gegrübelt, sich über Dinge geärgert, angespannt auf den Schlaf gewartet, Angst gehabt, dass Sie wieder nicht genug Schlafstunden bekommen. Oder im Gegenteil, Sie haben Fernsehen geguckt, im Internet gesurft, telefoniert – sind wach geblieben. Wie Sie wieder lernen, den Ruhebereich mit Schlaf zu verbinden, lesen Sie unter „Setzen Sie psychologische Kniffe ein" ab S. 127.

Sind Schlafmittel der einzige Weg aus der Schlafstörung?

Nein, auf keinen Fall. Und Medikamente sollten auch auf jeden Fall nicht der erste Schritt bei der Behandlung von Schlafstörungen sein. Psychologische Hilfen und Verhaltensmethoden sind vorzuziehen. Sie wirken mindestens genauso gut wie Medikamente, dafür aber auch nachhaltig. Rezeptpflichtige Medikamente wie Benzodiazepine und Z-Präparate können die Schlaflosigkeit zwar wirksam beenden, dürfen aber nur für kurze Zeit eingenommen werden. Denn schon nach wenigen Tagen besteht die Gefahr, sich an die schlummerfördernde Wirkung der Mittel zu gewöhnen und von den Pillen oder Tropfen abhängig zu werden. Zudem beseitigen die Mittel nicht die Ursache der Schlafstörung. Setzen Sie die Medikamente ab, kann daher die Schlafstörung schnell zurückkehren, weil der eigentliche Grund dafür noch immer nicht bearbeitet wurde.

Schlafstörungen sind doch ein körperliches Problem, oder?

Nicht unbedingt. Unruhige Beine, auch bekannt als Restless-Legs-Syndrom, Zuckungen der Beine, seltener der Arme oder Atemstörungen (Schlafapnoe) während des Schlafs haben in der Tat körperliche Ursachen. Eine Insomnie, also die Schlaflosigkeit, beginnt jedoch oftmals im Kopf. Jeder schläft mal schlecht. Manche beunruhigt eine ungewollt kurze Nacht allerdings sehr. In der nächsten Nacht gehen sie dann schon angespannt zu Bett, weil sie unbedingt schnell und lange schlafen wollen. Tatsächlich verhindert in diesen Fällen die Anspannung die Nachtruhe. Eine schlaflose Nacht führt dann zur nächsten. Ein Teufelskreis entsteht, S. 77 Die Psyche zieht einen dabei am stärksten in diesen Strudel hinein.

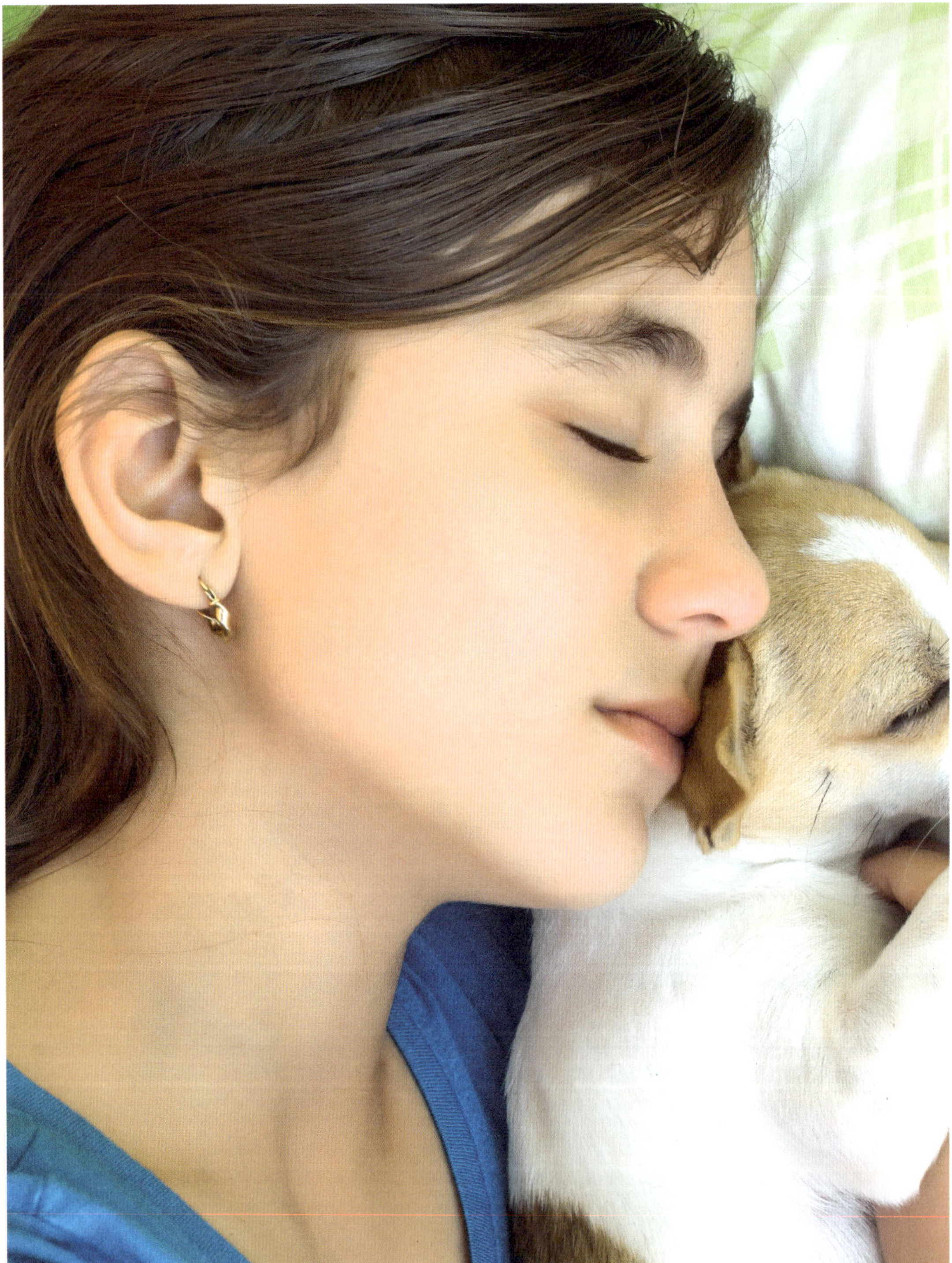

Störenfriede

Unzählige Faktoren haben Einfluss darauf, ob wir gut schlafen oder nicht: im Alltag, im Schlafzimmer, im Körper, im Kopf. Viele davon können wir beeinflussen. Aber um Störenfriede beseitigen zu können, muss man sie erstmal erkennen.

Zu warm, zu hell, zu viel Gedanken im Kopf. Oder: Der Partner schnarcht, die Matratze ist unbequem, Schmerzen halten wach. Oftmals sind es ganz offensichtliche Dinge, die die Nachtruhe stören, manchmal nicht. Die Schlafverhinderer bei den Hörnern zu packen und zu verbannen, kann mitunter ganz leicht sein. Manchmal aber auch aufwendiger. In allen Fällen lohnt es sich, sie anzugehen.

Dafür muss man die Störenfriede aber erst einmal erkennen. Die lauern nicht nur im Schlafzimmer oder im Alltag, sondern auch im eigenen Körper oder der Psyche. So können Ärger, Lärm und kalte Füße wach halten, aber auch bestimmte Prozesse im Körper oder seelische Belastungen einen um den Schlaf bringen.

Nicht jedem und nicht immer stellen sich diese Einflüsse einer erholsamen Nacht in den Weg. Manch einen stört Licht nicht beim Schlummern, ein anderer kann trotz Kaffee am Abend ohne Probleme zur Nacht ruhen, wieder jemand schläft wie ein Stein, auch wenn am Tag viele Konflikte und Stress die Stunden füllten. Einer kann trotz Kopfschmerzen leicht einschlafen, der Nächste ist schon rastlos, wenn der große Zeh zuckt. Jeder Mensch reagiert anders, jeder Körper geht auf seine Weise mit Hektik und Ärger oder körperlichen Beschwerden um. Jeder bewertet die Schlafstörer unter-

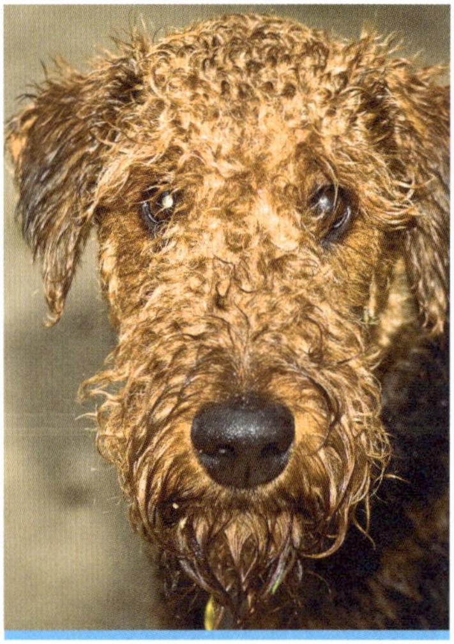

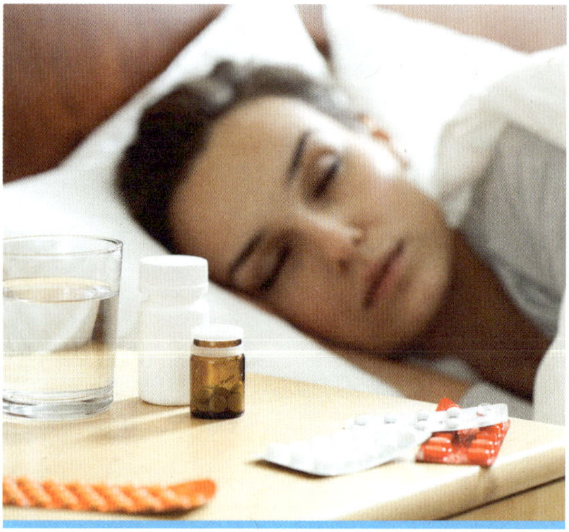

schiedlich. Je nachdem rauben diese den Schlaf oder eben nicht.

Dennoch sind die Störenfriede, die wir Ihnen in diesem Kapitel vorstellen, typische Auslöser für unruhige Nächte – und bei manchen Menschen für anhaltende Schlafprobleme. Ein paar unruhige Nächte führen allerdings nur selten gleich zu einer Schlafstörung. Bis aus einer durchwachten Nacht eine handfeste Problematik wird, dauert es einige Zeit und es gehört meist etwas mehr als nur ein einsamer Störenfried dazu. Meist spielt auch der Kopf eine große Rolle: Führt die schlaflose Nacht zu einer inneren Panik, wird ihr Einfluss auf den nächsten Tag überbewertet oder insgesamt als sehr unangenehm wahrgenommen, kann sie zu weiteren schlafarmen Nächten führen. Zu wissen, was den Schlaf beeinflussen kann und vielleicht vergangene Nacht zum Horrortrip gemacht hat, entlastet dann und ermöglicht es, beim nächsten Mal anders zu reagieren – und Ruhe zu bewahren. Dadurch lassen sich Schlafstörungen vorbeugen oder rechtzeitig aufhalten.

Die Störenfriede im Überblick

Wer auf der Suche nach besserem Schlaf ist, sollte nach Hinweisen suchen, was die bisherigen Nächte gestört hat, beispielsweise:

Haustiere mit ins Bett oder nicht? Eine britische Studie zeigt, dass 3 von 5 Menschen mit Schlafstörungen im gleichen Raum wie ihr Haustier schlafen, viele teilen das Bett. Mediziner raten davon ab, da vor allem Freigänger zahlreiche Keime mit sich herumtragen. Menschen mit Asthma, schwachem Immunsystem sowie Kinder sollten die Tiere nachts auf keinen Fall an ihre Seite lassen. Auf jeden Fall sollte man darauf achten, dass die Tiere gepflegt sowie frei von Ungeziefer sind.

- im Schlafzimmer ist es zu hell, zu warm, zu kalt und/oder zu laut
- Partner, Kinder, Haustiere schlafen im gleichen Bett oder Raum
- viel Stress am Tag
- ungünstige Ernährung
- wenig Bewegung und Sport oder zu viel Aktivität am Abend
- Einnahme von schlafstörenden Medikamenten oder Substanzen
- Schichtdienste
- Zeitumstellung
- Fernreisen
- veränderter Schlaf in der Kindheit oder im Alter
- schlafstörender Hormonhaushalt
- körperliche Beschwerden und Erkrankungen
- Grübeln sowie seelische Belastungen
- psychische Erkrankungen.

Unruhe im Schlafzimmer

Für eine ruhige Nacht sorgt auch die passende Atmosphäre im Schlafzimmer. Wenig Licht, kaum Geräusche, frische Luft. Wer das Bett teilt, muss Kompromisse machen.

Licht hält wach. Unser Körper richtet sich nach dem Licht. Ist es hell, sind wir wach, ist es dunkel, werden wir müde. Schon der Erfinder Thomas Edison wusste, dass nicht nur die Sonne, sondern auch künstliches Licht den täglichen Rhythmus des Menschen beeinflussen kann. Er habe, so erzählt man sich, die Glühlampe entwickelt, um die Menschen vom Schlafen zu befreien. Das sei verschwendete Zeit. Die Glühbirne hat die Nachtruhe zwar nicht überflüssig gemacht, aber das Schlafen und Wachen verändert. Ursprünglich hat vor allem das Sonnenlicht den Tag-Nacht-Rhythmus bestimmt. Heutzutage gibt es unzählige Lichtquellen – Tag und Nacht. Wer in einer Stadt wohnt, hat es ohne Gardinen, Jalousien oder Rollläden selten wirklich dunkel. Städte sind die ganze Nacht erleuchtet. In Wohnungen strahlen Lampen, Bildschirme flackern uns entgegen. Astronomen und Biologen sprechen von Lichtverschmutzung.

Studien haben gezeigt, dass das künstliche Licht unseren biologischen Rhythmus verschieben kann. Wie gravierend die 24-Stunden-Beleuchtung in Städten ist und inwiefern die Helligkeit in der Nacht scha-

Aus der Forschung

Störquelle blaues Licht – Forscher der Harvard Medical School warnen: Licht von Bildschirmen verzögert den Schlaf enorm. Sie haben Studienteilnehmer abends vier Stunden lesen lassen, im Wechsel gedruckte Bücher oder E-Books mithilfe von E-Readern, die selbst Licht abstrahlen, oder Tablets. An Abenden mit dem E-Book schliefen sie im Schnitt zehn Minuten später ein, träumten weniger und ihr Melatonin-Spiegel, der üblicherweise abends steigt und Müdigkeit verursacht, war nach fünf Tagen E-Book-Lektüre um 90 Minuten nach hinten versetzt im Vergleich zu Abenden mit Papierbuch.

det, können Forscher noch nicht konkret sagen. Erste Untersuchungen legen nahe: Vor allem Computerbildschirme, Laptops und Tablets bringen unsere innere Uhr durcheinander. Denn sie enthalten Anteile des blauen Lichtspektrums, das – wie Sonnenlicht – die Produktion des Schlafhormons Melatonin hemmt. Wir werden nicht so schnell müde, wenn wir im Internet surfen, auf dem iPad spielen oder chatten. Stattdessen liegen wir hellwach im Bett, wenn wir bis zur Nachtruhe umherklicken oder -wischen. Kein Problem machen hingegen scheinbar Fernseher. Nur das Programm kann schon mal den Schlaf stören.

Lärm

Eine Baustelle vor der Tür, die stark befahrene Straße oder Nachbarn, die gern laut Musik hören: Vor allem Stadtbewohner entkommen dem Lärm kaum. Auch wenn wir ihn aus Gewohnheit nicht immer so belastend wahrnehmen, kann er sich dennoch negativ auf Wohlbefinden und Gesundheit auswirken – und auf den Schlaf. Etwa jeden zehnten Städter umgibt nachts eine Geräuschkulisse, so laut wie eine Nähmaschine. Zwei von zehn können wegen des Lärms nur bei geschlossenem Fenster zur Ruhe kommen, einer von zehn nicht mal dann.

Forscher haben aufgeschlüsselt, welche Wirkung Lärm genau auf unseren Schlaf hat. Nicht nur, dass er es erschwert, einzuschlafen, die Nachtruhe ist nicht mehr so tief, man wacht öfter auf und schläft kürzer. Der Körper schüttet schon ab Gesprächslautstärke Stresshormone aus. Setzt diese Reaktion Nacht für Nacht mehrfach ein, kann das nicht nur den Schlaf rauben, sondern auch Herz-Kreislauf-Erkrankungen begünstigen. Dabei sind gleichbleibende Geräusche wie ein surrender Kühlschrank weniger störend als plötzlich vorbeifahrende LKWs. Auf Dauer verhindern Getöse, Gepolter und Dröhnen, dass man morgens erholt aufwacht. Bewohner lauter Gegenden fühlen sich tagsüber eher müde und unausgeschlafen. Schule und Job fallen schwerer, der

Körper reagiert mit Anspannung oder Kopfschmerzen. Beides erschwert wiederum, einzuschlummern oder weckt nachts auf.

Studienergebnisse legen auch nahe, dass sich Menschen an die Lautstärke um sie herum gewöhnen können – und der Körper irgendwann nicht mehr oder seltener aufschreckt. Zugleich hat jeder eine individuelle Hörschwelle: Das Summen der Bienen ist für manche hörbar, trotz laut kreischender Kinder, andere können auch beim laufenden Fernseher auf Zimmerlautstärke ungestört einschlafen. Das hängt davon ab, worauf jemand seine Aufmerksamkeit richtet. Wer der Uhr beim Ticken zuhört, dem erscheint das Klacken viel lauter als in Momenten, in denen man nicht darauf achtet.

Aus der Forschung

Reiselust und Schlaffrust

Wie stark das Dröhnen von Flugzeugen den Schlaf von Erwachsenen beeinflusst, hängt davon ab, wie nah sie am Schlafzimmer vorbeifliegen. Eine Untersuchung in München zeigte: Stark empfundener Fluglärm und die gemessene Beschallung durch Flieger erhöhten das Risiko für Schlafprobleme um ein Dreifaches.

Temperatur

Im Sommer zu heiß, im Winter zu kalt: Gerade wenn die Temperaturen draußen ins Extreme gehen, spüren wir das im Bett. Vom übermäßigen Schwitzen wird man wach und mit kalten Füßen schläft es sich schlecht ein. Am besten ruhen wir Schlafforschern zufolge bei einer Zimmertemperatur zwischen 16 und 18 Grad Celsius.

Nutzung des Schlafzimmers

Es sollte die Ruheoase in den eigenen vier Wänden sein: Das Schlafzimmer. Schlafforscher raten, es nur für eines zu nutzen: zum Schlafen. Das hilft, mit diesem Wohnbereich nur eines zu verbinden: Entspannung und Erholung. Viele nutzen den Raum allerdings auch für einen Arbeitsplatz, stellen sich einen Fernseher ans Bett oder lagern auf dem Nachttisch Lektüre für die nächste Steuererklärung. Das Bett und der Raum, in dem es steht, werden so „entweiht". Wer im Schlafzimmer arbeitet, im Bett packende Filme schaut oder die Post durchgeht, der verbindet damit nicht mehr nur Ruhe, sondern auch Stress, Aufregung und Unterhaltung. Schlaffördernd sind die Assoziationen nicht und können Schlafprobleme begünstigen.

Mitmenschen und Haustiere

Ein schnarchender Partner, sich wälzende Kinder, früherwachende Katzen: Wer sein Bett mit anderen teilt, wird öfter geweckt oder am Einschlafen gehindert. So schön die Nähe ist, nicht immer fördert sie den Schlaf.

Checkliste

Jeder zu seiner Zeit

Wenn es ums Schlafen geht, sollte man sich selbst treu bleiben. Finden Sie heraus, was Ihre Schlafvorlieben sind, welche Ihr Partner hat und versuchen Sie einander den Freiraum dafür zu geben. Fragen Sie nach:

- ☐ Persönliche Schlafenszeit
- ☐ Schlafdauer
- ☐ Morgen- oder Abendtyp
- ☐ Kuscheln oder Platz für sich
- ☐ Temperatur und Lichtverhältnisse
- ☐ Stört Sie etwas in Ihrem Schlaf?
- ☐ Ist das Bett groß genug?

Eine Entwarnung vorweg: Sexualität ist kein Schlafkiller. So aufregend und anregend es sein mag, Zärtlichkeiten und Intimitäten sind keine Störenfriede für den Schlaf. Vielmehr kann die Nähe beruhigend und entspannend wirken. Sie gehört zum Bett wie das Kissen oder die Decke. Die meisten Menschen, die in einer Partnerschaft leben, schlafen gemeinsam in einem Bett. Störquellen gibt es da einige: Der Partner will vielleicht kuscheln, obwohl man selbst im Arm des anderen nicht gut einschläft. Viele Paare gehen zur gleichen Zeit ins Bett, dabei hat jeder seinen eigenen Rhythmus, der sich auch nach vielen Jahren nicht unbedingt dem Umfeld oder den Mitmenschen anpasst. Selten sind beide Partner tatsächlich gleichzeitig müde und bettgehbereit. Die allabendlichen Einschlafrituale unterscheiden sich: Einer hört gern Musik, andere lesen, wieder andere machen Entspannungsübungen. Da kann man sich schon mal in die Quere kommen. Hängt der Haussegen schief, nehmen viele das auch mit ins Bett.

Allein schläft man immer besser. Das steht fest. Allein oder gemeinsam: Das muss trotzdem jeder für sich entscheiden.

Prof. Dr. Dieter Riemann
Schlafmediziner an der Uni Freiburg

Wen diese Dinge regelmäßig vom Schlafen abhalten, der sollte sich nicht scheuen, etwas zu verändern. Morgens müde aufzuwachen und zu wissen, das lag auch am Partner, belastet das Miteinander und Konflikte sind Schlafstörer. Da helfen nur: Aussprachen vor dem Schlafen und Absprachen übers Schlafen. Wie Sie mit Schnarchen, Atemstörungen oder starken Bewegungen im Schlaf umgehen, erfahren Sie im Kapitel „Schlafprobleme“ ab S. 89.

Doch nicht nur der Partner, auch der Nachwuchs hat einen immensen Einfluss auf den Schlaf. Dass der eigene Schlafrhythmus durch ein Kind durcheinanderkommt, ist normal. Vor allem im ersten Jahr heißt es für Eltern: Wenig Schlaf oder viele Unterbrechungen. Säuglinge schlafen zwar bis zu 18 Stunden täglich, aber in anderem Rhythmus als Erwachsene. Meist werden sie alle zwei Stunden wach, nicht selten machen sie dann lautstark auf sich aufmerksam.

Damit die Energiereserven nicht ausgehen, raten Mediziner Eltern, wann immer sie müde sind und sich eine Gelegenheit bietet, diesem Bedürfnis nachzugehen, um ausreichend Schlaf zu bekommen. Wechselnde

Checkliste

Dem Kind ganz nah

Sollten Babys im Familienbett schlafen? Darüber ist schon länger ein Streit entbrannt. Beide Fronten warnen: Es besteht ein erhöhtes Risiko für den plötzlichen Kindstod. Die einen raten ganz ab, die anderen haben Leitlinien für sicheres „Co-Sleeping" entworfen.

- ☐ **Unterlage beachten.** Die Kinder sollten auf dem Rücken auf einer festen Unterlage liegen. Wasserbetten, Sofas, Liegesäcke oder große Kissen sind als Schlafunterlage für Babys gefährlich.
- ☐ **Kopf schützen.** Laken oder schwere Decken können ihn verdecken. Plüschtiere, Spielzeug, Felle gehören nicht ins Bett.
- ☐ **Bei klarem Verstand sein.** Die Eltern sollten nicht rauchen, am Abend Alkohol getrunken oder andere Rauschmittel genommen haben. Dazu zählen auch dämpfende Medikamente wie Schlaf- und Beruhigungsmittel oder starke Schmerzarznei. Wer nachts besonders tief schläft, sollte das Bett nicht mit einem kleinen Kind teilen.
- ☐ **Risiko Übergewicht.** Übergewichtige Eltern, die wegen ihrer Statur eventuell nicht so gut wahrnehmen können, wo und wie ihr Kind neben ihnen liegt, sollten es auf einer extra Schlafunterlage neben sich betten.

Quelle: cosleeping.nd.edu

„Nachtschichten“ ermöglichen es zudem, dass beide regelmäßig zu halbwegs erholsamen Nächten kommen.

Auch später gilt: Schlaflose Kinder, schlaflose Eltern. Je nach Entwicklungsphase leiden Kinder mal mehr oder weniger unter Schlafstörungen, die auch die Eltern aus den Federn holen können. Eine Untersuchung mit Familien aus den USA zeigte, dass die meisten Eltern pro Nacht in etwa 30 Minuten weniger schliefen, wenn ihr Kind nachts häufig wach wurde. Doch vor allem schlafwandelnder Nachwuchs oder wenn die Kleinen nachts schreiend hochschrecken (Nachtschreck), reißt die Eltern aus dem Schlaf. Für die Kinder sind diese beiden Phänomene jedoch kaum ein Problem. Sie befinden sich dabei in der Tiefschlafphase und erinnern sich am nächsten Tag nicht daran.

Knapp 30 Millionen Tiere leben in deutschen Haushalten – viele davon dürfen auch ins Schlafzimmer. So kuschelig Hunde oder Katzen auch sind, sie haben andere Schlafbedürfnisse als Menschen. Da kann es schon mal zu Schlafproblemen kommen. Sie wollen gern bei Herrchen oder Frauchen im Bett schlafen, legen sich quer über einen oder tapsen nachts umher. Selten schlafen sie acht Stunden durch. Nager sind meist in der Nacht aktiv, wühlen, knabbern oder rennen dann im Käfig umher – und wecken auf.

Noch mehr: Auch Tiere können schnarchen und nicht unbedingt leise. Wenn die Tiere wach sind – oft früher und öfter als der Mensch –, nehmen sie zudem selten Rücksicht. Ungestört durchschlafen wird so schnell zur Ausnahme. Dessen sollte sich jeder Tierhalter bewusst sein.

Wenn der Alltag wachhält

Der Tag macht die Nacht. Im Alltag entscheidet sich oftmals, ob wir nachts zur Ruhe kommen. Stress ist nur ein Störenfried. Auch so manche Gewohnheit stellt sich dem Schlaf in den Weg.

Stress ist ein Schlafkiller. Eigentlich jede Form. Ob wir Lampenfieber vor einem Vortrag haben, eine neue Liebe treffen oder uns streiten: Unser Körper reagiert seit Jahrtausenden bei Aufregung nach einem Schema. Er schüttet die Stresshormone Kortisol und Adrenalin aus, die für innere Aufruhr sorgen. Der Puls geht schneller, die Muskeln sind angespannt, der Geist ist fokussiert auf die Situation. Wir sind bereit zu fliehen oder zu kämpfen, so wie es einst lebensnotwendig war, wenn eine Situation ungewohnt, neu oder unberechenbar war. Es hätte ja ein Säbelzahntiger sein können, der das Unterholz zum Knacken bringt.

Stress ist eine normale körperliche Reaktion, die uns kurzzeitig zu Höchstleistungen befähigt – körperlich und geistig. Heute sind die typischen Situationen, in denen die Stressreaktionen auftreten, ganz andere als die lebensbedrohlichen, denen unsere Vorfahren ausgesetzt waren: Die Aktenberge auf dem Schreibtisch werden nicht kleiner, Sie müssen eine Rede halten oder ärgern sich über etwas. Der Körper hat seine Antwort auf aufregende Momente beibehalten. Wer also vor dem Schlafengehen mit seinem Partner Grundsatzdiskussionen anstößt oder mit Bammel die anstehenden Bewerbungsgespräche in Gedanken durchgeht, wird nicht so schnell zur Ruhe kommen. Psychische Aufregung bringt auch den Körper in Wallungen – und damit weit weg von Ruhe und Entspannung.

Das Herz etwa pumpt im Akkord, Bluthochdruck kann die Folge sein. Dies wiederum ist ein Risikofaktor für zahlreiche Herz-Kreislauf-Erkrankungen. Aber auch das Immunsystem kommt aus dem Gleichgewicht: In akuten Stressmomenten hemmt Kortisol unsere innere Abwehr. Ist ständig viel los, schwächelt sie dauerhaft: Viren und Bakterien haben leichtes Spiel, Wunden verheilen langsamer, sogar Impfungen sind dann weniger schützend. Schließlich ver-

→ Guter Stress, schlechter Stress

Eustress, der positive Stress (eu: griech. Vorsilbe für gut) macht fit für Höchstleistungen. Typische Situationen: Wenn jemand einen Wettkampf vor sich hat, auf den er sich freut und für den er sich Ziele gesetzt hat, oder Momente großer Freude wie die Geburt eines Kindes, die Vorbereitung einer Überraschungsfeier oder ein Gewinn. Im Körper passiert zwar das Gleiche wie bei Prüfungsangst und Ärger am Arbeitsplatz. Aber wir bewerten die Situation anders und empfinden die körperliche Rückmeldung als dazugehörig oder auch schön. Wer seinen Job mag, wird auch mit einem hohen täglichen Arbeitspensum besser zurechtkommen und sich davon weniger belastet fühlen.

Disstress Was man im Volksmund unter Stress versteht, meint vor allem den negativen Stress, den Disstress. Der kommt auf, wenn eine Situation unangenehm ist, Angst macht, überfordert. Arbeit kann diese Form von Stress begünstigen, etwa wenn die Aufgaben von außen vorgegeben sind, die Leistung wenig Anerkennung erfährt oder der tägliche Arbeitsablauf in keiner Form von einem selbst kontrolliert werden kann.

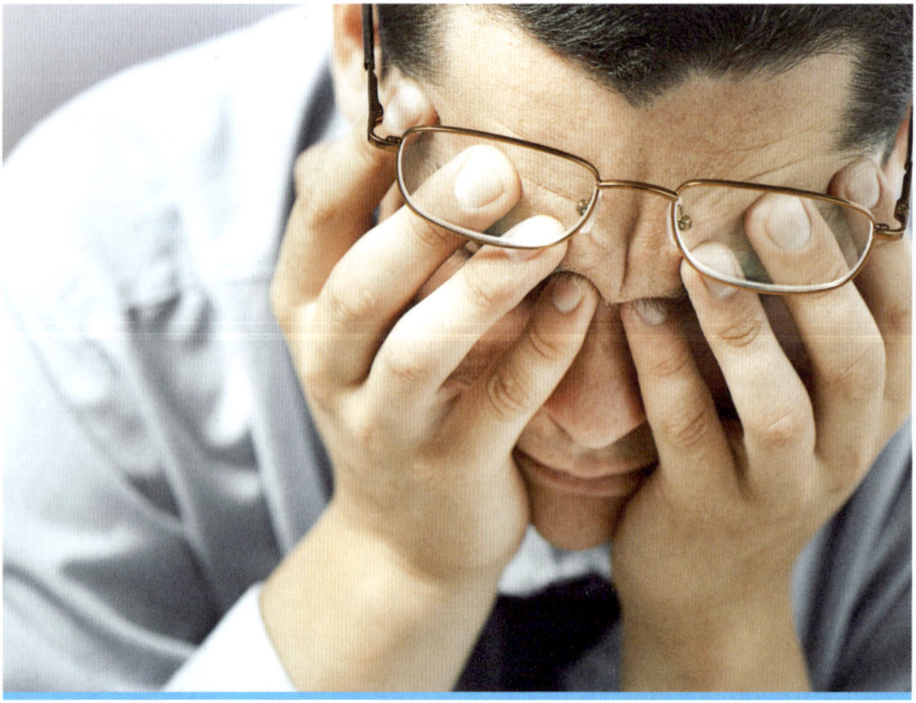

hindert Dauerstress auch ruhige Nächte. Körper und Geist kommen selbst unter der Bettdecke nur schwer zur Ruhe.

Und es gibt einen Teufelskreis, denn nicht schlafen zu können, kann Stress auslösen. Ärger oder Verzweiflung kommen hoch, wenn die erhoffte Nachtruhe nicht einsetzt, man sich gefühlte Stunden im Bett hin und her wälzt. Gefühle kommen auf, die dem Gehirn „Stress" vermelden und damit eine körperliche Reaktion in Gang setzen, die keinesfalls schlaffördernd ist. Am nächsten Morgen startet man dann wegen der verkürzten Schlafenszeit schlecht gelaunt in den Tag, alltägliche Aufgaben fallen mitunter schwerer, weil der Körper nicht komplett ausgeruht ist. Der Tag wird als stressiger empfunden, weshalb der Körper im Hintergrund seine typische Reaktion auf Stress abspult. Abends im Bett kommt mancher daher wieder nicht zur Ruhe.

→ Warum schadet Dauerstress?

Auf Dauer kann Aufregung, Hektik und Leistungsdruck krank machen. Wie ein Haargummi, an dem man zu oft gezogen hat, leiert unser Stresssystem aus. Die Mechanismen im Körper, die sonst ans Gehirn zurückmelden, wenn wieder Ruhe im Körper einkehren kann, sind gestört. Sie wurden zu oft losgetreten und ackern nun ohne Pause. Die Stresshormone Adrenalin und Kortisol, die uns zu Höchstleistungen aufputschen sollen, werden weiter ausgeschüttet, auch wenn zeitweise mal Ruhe einkehrt.

Die andere Seite vom Stress

Doch Stress ist nicht gleich Stress und muss nicht immer so eine immense, negative Wirkung haben. Inwiefern der Stress unser Wachen und Schlafen beeinflusst, hängt auch damit zusammen, wie wir mit einer herausfordernden Situation umgehen, wie wir sie bewerten.

Wer einen Tag vor dem Jahresgespräch mit dem Chef urplötzlich Panik hat, entlassen zu werden und sich im Kopf die kommenden Monate unter dieser Prämisse in den düstersten Farben ausmalt, wird sich vermutlich als deutlich gestresster einschätzen als jemand, der sich in dieser Situation darauf besinnt, dass dieses Gespräch jedes Jahr stattfindet und dass es nur dazu dient, das vergangene Jahr auszuwerten sowie fürs kommende Jahr neue Arbeitsziele zu setzen. Wer von den beiden besser schläft, können Sie sich denken.

In akuten Krisen ist es normal, dass die Gedanken mit einem durchgehen und sich immer wieder um das Wieso, Weshalb, Warum drehen. Doch wer dauerhaft ins Grübeln verfällt, riskiert nicht nur Schlafprobleme, sondern auch eine pessimistische Lebenseinstellung bis hin zu psychischen Erkrankungen. Wer Strategien hat, mit kurzen und auch andauernden Stressmomenten umgehen zu können, sie nicht überhandnehmen zu lassen, kann sich vor den Folgen schützen – und natürlich besser schlafen.

→ Warum essen müde macht

Essen soll die Energiespeicher im Körper wieder auffüllen. Doch warum sind wir nach einer ordentlichen Mahlzeit oftmals hundemüde? Dafür gibt es mehrere Gründe:

Nach einer großen Speise wie dem Mittagessen hat der Magen viel zu tun. Die Energie für die Verdauung fehlt an anderer Stelle: nämlich im Gehirn. Das schaltet auf Sparmodus. Wir sind unkonzentriert und unaufmerksam. War das Essen fettig, hat der Magen besonders viel zu tun, das Gehirn besonders wenig Kapazität.

Manche Lebensmittel enthalten zusätzlich von Natur aus chemische Substanzen, die müde machen. Ein Beispiel: Tryptophan. Aus diesem Eiweiß-Baustein wird in unserem Gehirn der Botenstoff Serotonin gebildet. Dieser wiederum hebt unsere Stimmung, entspannt und verbessert den Schlaf. Wer Schlafprobleme hat, kann das für sich nutzen – und gezielt Nahrung mit dieser Substanz essen. Für kurze Zeit und in kleinem Umfang kann das dann wohltuend sein. Ein schlaffreundliches Menü könnte enthalten: Cashewkerne, Tofu, Avocado, Feigen, Datteln, Schokolade, aber auch Fischsorten wie Lachs oder Thunfisch, Edamer-Käse oder Schinken.

Checkliste

Ich bin doch nicht gestresst. Oder?

Haben Sie in den vergangenen Wochen folgende Verhaltensweisen vermehrt bei sich festgestellt:

- ☐ Sie essen oft oder viel fettige Speisen und/oder Süßigkeiten
- ☐ Sie bewegen sich wenig
- ☐ Sie rauchen mehr als fünf Zigaretten am Tag
- ☐ Sie trinken mehr als drei Tassen starken Kaffee pro Tag
- ☐ Sie bekommen leicht Kopfschmerzen, Magen-Darm-Beschwerden, Herzschmerzen, sind wetterfühlig
- ☐ Ihr Ruhepuls liegt bei mindestens 80 Schlägen pro Minute und/oder Sie haben eher feuchte Hände
- ☐ Sie sind oft aufgeregt, hektisch, unruhig, werden leicht ungeduldig, sind lärmempfindlich
- ☐ Sie schlafen schlecht, zu wenig, fühlen sich morgens nicht erholt
- ☐ Sie nehmen Schlaf- oder Beruhigungsmittel oder Psychopharmaka
- ☐ Sie sind mit ihrer Lebenssituation unzufrieden
- ☐ Sie mögen Ihre Kollegen oder Vorgesetzten nicht, haben eine innere Ablehnung gegenüber Ihrem Job
- ☐ Sie sind bei Aufgaben sehr genau und/oder ehrgeizig
- ☐ Sie empfinden Ihre Arbeit als schwere Belastung oder stehen oft unter Zeit- und Leistungsdruck
- ☐ Sie ärgern sich schnell
- ☐ Sie haben wenig Kontakt zu anderen Menschen und/oder sind ihnen gegenüber misstrauisch
- ☐ Sich zu entscheiden fällt Ihnen schwer
- ☐ Sie sind eher neidisch, missgünstig, werden schnell eifersüchtig
- ☐ Sie haben bestimmte Ängste, Sorgen; fürchten sich vor der Zukunft
- ☐ Sie können sich wenig an Alltäglichem erfreuen
- ☐ Sie glauben, Sie sind ein Versager oder Pechvogel, haben Minderwertigkeitsgefühle
- ☐ Es fällt Ihnen schwer, sich zu entspannen

Auswertung: Je mehr Punkte sie mit JA beantworten, desto höher ist Ihr Stresslevel. Alle Aspekte sind entweder Ausdruck von einem körperlichen oder psychischen Stresszustand oder sie erhöhen den eigenen Stresslevel.

(Angelehnt an Stress-Test von Stangl: arbeitsblaetter.stangl-taller.at/TEST/STRESS/Test.shtml. Der ausführliche Fragebogen wurde gemeinsam mit der Universität Linz entwickelt.)

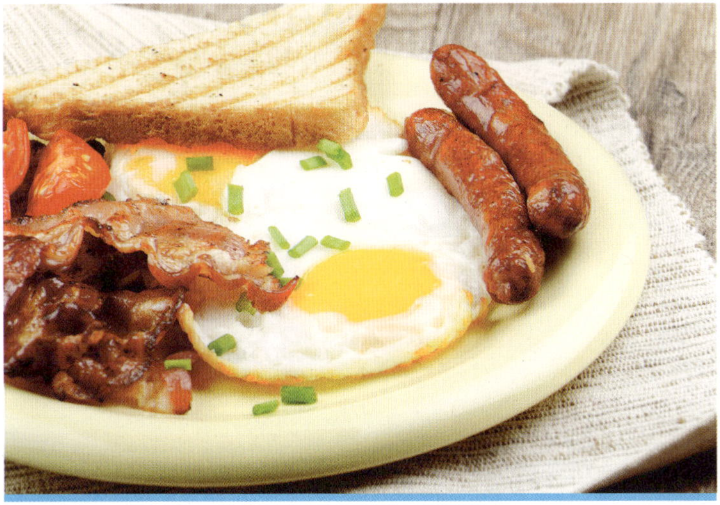

Ernährung

Was wir essen, hat im Grunde keinen Einfluss darauf, wie wir schlafen. Es gibt keine Nahrungsmittel, die dem Schlaf abträglich sind, es sei denn sie enthalten Koffein. Die Cola am Abend kann es in der Tat erschweren, einzuschlafen. Auch Alkohol ist kein gutes Schlafmittel. Mehr Informationen zu Koffein, Alkohol und anderen Genussgiften finden Sie ab S. 25.

Auch wer eine Nahrungsmittelunverträglichkeit hat oder einen empfindlichen Magen, sollte abends genau hinsehen, was auf den Tisch kommt, damit Bauchschmerzen oder Übelkeit nicht den Schlaf rauben.

Generell ist es jedoch nicht ausschlaggebend für die Nachtruhe, was wir vorm Schlafengehen essen, sondern in welchen Mengen. Eine besonders deftige Mahlzeit oder große Portion fordern den Magen heraus. Er muss ordentlich arbeiten, um das Abendessen zu verdauen, vor allem bei sehr fettigen oder süßen Speisen hat er zu tun. Dabei kurbelt er den Kreislauf an – und erschwert es, zur Ruhe zu kommen. Gleichzeitig ist der Magen abends nicht auf Großaufträge eingestellt. Bauchweh oder Verdauungsprobleme können die Folge sein. Aber auch ein leerer Magen hindert am Einschlafen. Das Knurren und Rumoren im Bauch hält wach.

Bewegungsmangel

Wer sich sportlich betätigt oder regelmäßig in Bewegung ist, schläft besser. Ohne Bewegung ist der Körper schlicht nicht ausgelastet und am Abend weniger müde. Das haben zahlreiche wissenschaftliche Untersuchungen bekräftigt. Demnach baut Sport und regelmäßige körperliche Betätigung Stress ab. Dazu zählen Joggen, Schwimmen und Gymnastik ebenso wie Spaziergänge. Wer die Möglichkeit hat, seinen Sport draußen auszuüben: umso besser. Die frische Luft kommt dem Schlaf ebenfalls zugute.

Aber Achtung: Die Menge und Intensität macht es. Denn Sport kann das Einschlafen ebenso verzögern. Wer sich abends sportlich besonders verausgabt, putscht sich auf. Vor allem Mannschaftssportarten wie Fuß- oder Basketball, bei denen es um einen Wettkampf geht, aktivieren stark und halten lan-

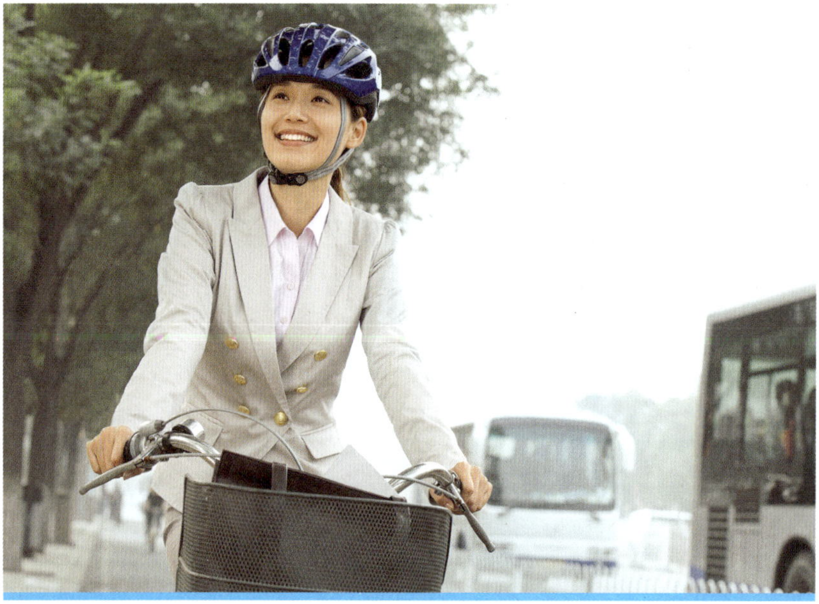

ge wach. Meist dauert es einige Zeit, bis der Körper dann zur Ruhe gekommen ist – und schlafen kann. Intensives Training sollte daher spätestens am Nachmittag stattfinden, bestenfalls am Morgen oder vormittags.

→ Keine Zeit für Sport?

Experten empfehlen etwa 30 Minuten Bewegung pro Tag. Nicht immer hat man allerdings Zeit fürs Fitness-Center, den Sportverein oder einen Lauf im Park. Bewegung lässt sich aber auch in den Alltag einbauen: In der Mittagspause spazieren gehen oder etwas Gymnastik im Büro, Treppen statt Aufzug, mal eine Bahnstation zu Fuß zurücklegen oder das Fahrrad für die täglichen Wege schnappen.

Medikamente und anderes

Arzneimittel sollen Menschen helfen, ihre Beschwerden lindern und bei der Genesung unterstützen. Doch kein wirksames Medikament ist ohne mögliche Nebenwirkungen. Manche Mittel schlagen auf den Magen, andere wiederum verursachen Kopfschmerzen, nicht wenige beeinflussen den Schlaf.

Diese unerwünschten Effekte werden oft übersehen, die Ursache der Schlafbeschwerden nicht bei den täglichen Helfern gesucht. Und erschwerend kommt hinzu: Nicht immer tritt der unerwünschte Effekt mit der ersten Tablette ein, sondern kommt oft schleichend. Mitunter vergehen Tage oder Wochen, bevor das Medikament zunehmend den Schlaf zerrüttet. Die Verbindung zwischen Arznei und Schlaf ist dann verschleiert. Ein prüfender Blick in den Arzneischrank und auf den Beipackzettel kann daher erhellend sein.

So sind Schlafstörungen typische Nebenwirkungen von Betablockern, die gegen Bluthochdruck eingesetzt werden. Erhebungen zufolge hat einer von fünf Bluthochdruck-Patienten, der ein Mittel aus dieser

Medikamentengruppe einnimmt, Probleme, ein- oder durchzuschlafen.

Präparate mit Kortikosteroiden beeinflussen den Schlaf je nach verwendeter Menge. Die Mittel helfen gegen Entzündungen wie starke Hautausschläge oder Neurodermitis, aber auch bei akuten Asthma- oder Rheumabeschwerden. Sie enthalten eine chemisch hergestellte Form des körpereigenen Hormons Kortisol, das auf unseren Tag-Nacht-Rhythmus wirkt. Untersuchungen zeigen: Eine hohe Dosis Kortikosteroide am Abend erschwert das Einschlafen und macht den Schlaf oberflächlicher.

Starke Schmerzmittel mit Opioiden machen müde und erleichtern es, einzunicken. Zugleich unterdrücken sie aber die Traumphase und den Tiefschlaf. Der Schlaf ist dann nicht mehr so erholsam. Zusätzlich begünstigen die Mittel Atemstörungen im Schlaf. Denn die dämpfende Wirkung flacht auch die Atmung bei Nacht ab. Wer bereits ab und an Atemaussetzer im Schlaf hatte oder stark schnarcht, könnte diese durch die Schmerzmittel verstärken, ein Schlafapnoesyndrom kann sich entwickeln.

Medikamente, die depressive Symptome lindern sollen, lösen bei bis zu einem Drittel der Patienten unruhige Nächte aus. Bestimmte Mittel rufen Beinbewegungen hervor oder verstärken diese (Mirtazapin, Trizyklika wie z. B. Amitriptylin, Doxepin). Andere Antidepressiva wirken aktivierend und somit dem Schlaf entgegen (SSRI wie z. B. Citalopram, Fluoxetin).

→ Medikamente gegen …

Arzneimittel, die gegen starke Schmerzen, zu viel Wasser im Körper, Epilepsie, Morbus Parkinson, Depression, Wahn und Halluzination eingesetzt werden, machen müde. Dagegen halten einige Arzneimittel, die zur Behandlung von ADHS oder gegen Übelkeit verordnet werden, wach. Schlafstörer finden sich unter den Mitteln gegen Bluthochdruck, Schmerzen, Depression, ADHS.

Aber auch legale Genussdrogen wie Koffein, Nikotin und Alkohol verändern die Nachtruhe – und nicht zum Guten.

Vielen ist die Wirkung der Substanzen nicht bewusst. Sie wollen mit dem Glas Rotwein am Abend das Einschlafen erleichtern, rauchen genüsslich die Gute-Nacht-Zigarette oder trinken zum Abendbrot ein Glas Cola. Alle drei Stoffe machen jedoch schlaflos oder verhindern, dass die Ruhestunden erholsam sind. Mögliche Schlafbeschwerden werden jedoch oft nicht mit dem Konsum in Verbindung gebracht.

Wer Kaffee, Cola oder einen Energy-Drink trinkt, weiß meist um den Wachmacher-Effekt des Koffeins darin, nutzt ihn oftmals gezielt aus. Aber Achtung Tee-Trinker: Nicht nur schwarzer Tee und Mate-Tee enthalten Koffein, auch grüner und weißer Tee bringen ausreichend Wachmacher in die Tasse. Alle diese Getränke halten mehrere Stunden frisch und munter. Wer gut schlafen will, muss rechtzeitig aufhören, Koffeinhaltiges zu trinken. Und wenn Sie ein Schmerzmittel einnehmen, werfen Sie besser einmal einen Blick auf den Beipackzettel und die Wirkstoffe: Einige Kombinationspräparate, insbesondere solche, die als Grippemittel beworben werden, enthalten ebenfalls Koffein und halten somit wach, bei Grippemitteln tagsüber ein gewollter Effekt.

Weniger bekannt ist: Nikotin hat eine ähnliche wachmachende Wirkung wie Koffein. Die Zigarette kurz vorm Zubettgehen verzögert die Nachtruhe ähnlich stark, wenn auch nicht so lange wie der große Schluck Cola.

Die größte Legende rankt sich um Alkohol am Abend. Viele gönnen sich gern mal einen Schlummertrunk. Das Glas Rotwein oder das Feierabendbier sollen „runterbringen" und helfen, einzuschlafen. Tatsächlich kann Alkohol das. Aber der Schlaf ist bei Weitem nicht so erholsam wie ohne. Er ist nach Alkoholgenuss oberflächlicher und dadurch auch leichter zu stören. Tiefschlafphasen sind zudem die Momente in der Nacht, in denen der Körper die meiste Kraft tankt. Alkohol verhindert oder verkürzt diese. Am nächsten Tag ist man nicht so fit, wie man es ohne das Gute-Nacht-Schlückchen gewesen wäre. Sie können ein köstliches Menü trotzdem mit einem guten Wein genießen. Aber möglichst nicht jeden Abend, mit etwas Abstand zum Schlafengehen und in Maßen. Dann ist nichts dagegen einzuwenden.

Das bedeutet nicht, dass Sie Ihr festliches Menü nun ohne Wein genießen müssen. Aber nicht jeden Abend, nicht zu spät und nicht im Übermaß, dann ist nichts dagegen einzuwenden.

→ Details zu den Wachhaltern

Was passiert, wenn man ein „Genussgift" kurz vor dem Schlafengehen zu sich nimmt?

Koffein verzögert nach dem Genuss zwischen 3 und 7 Stunden das Einschlafen, verkürzt die Schlafdauer und unterdrückt den Tiefschlaf.

Nikotin regt körperlich und geistig an, steigert Aufmerksamkeit und Gedächtnisleistung und verzögert das Einschlafen. Zudem ist die Schlafdauer verkürzt, man wird öfter wach und bekommt nach Nikotin weniger Tiefschlaf.

Alkohol dämpft und macht schläfrig. Nur in größeren Mengen putscht er auf, mehrere Stunden, je nach Körperbau. Zwar ist das Einschlafen nach Alkoholkonsum verkürzt und die Schlafdauer erhöht. Aber die Traumphase wird unterdrückt und Atemstörungen begünstigt. Nach Alkohol gerät insbesondere die zweite Nachthälfte unruhig. Der Schlaf ist weniger tief, es kommt zu übermäßigem Träumen und häufigerem Erwachen.

Körperliche Beschwerden

Unzählige Botenstoffe, Nervenfasern und komplexe Schaltsysteme in unserem Körper steuern den Schlaf. Klemmt es irgendwo, kann das auch die Nachtruhe beeinflussen.

Die wichtigste Zentrale, wenn es um den Schlaf geht, ist die „innere Uhr". Das kleine Nervenbündel hinter unserer Stirn gibt vor, wann wir wach sind und wann müde. Doch sie ist nur Teil eines großen Gefüges. Hormone spielen in unserem Schlaf-Wach-Rhythmus ebenso eine Rolle wie das Immunsystem und andere Nervenverschaltungen. Sie alle fördern oder verhindern den Schlaf. Die Systeme wirken nicht nur darauf, wie und ob wir gut schlafen. Hormone, Immun- und Nervensystem beeinflussen sich gegenseitig, stärken und schwächen sich. Ein minimales Ungleichgewicht an einer Stelle kann das Gefüge an anderer Stelle verschieben – und um den Schlaf bringen oder ihn zumindest verändern.

Die meisten Fehlschaltungen sind von kurzer Dauer und gehen von allein wieder weg, andere brauchen mehr Aufmerksamkeit, wie etwa chronische oder schwere Erkrankungen.

Die innere Uhr

Etwas oberhalb der Augen, tief im Gehirn tickt unsere „innere Uhr". Der suprachiasmatische Kern im Hypothalamus, eine Region im Zwischenhirn, steuert unseren Tag-Nacht-Rhythmus. Etwa 10 000 Nervenzellen sorgen hier dafür, dass unser Körper im 24-Stunden-Takt wacht und ruht. Unser gesamter Körper arbeitet nach diesem Rhythmus. Die Hormone, das Immunsystem, der Kreislauf und die Organe orientieren sich an den Signalen aus dieser kleinen Gehirnregion.

Vorgegeben wird dieser Takt vom Tageslicht. Trifft es auf die Netzhaut der Augen, leiten die Nervenzellen ein Signal an den suprachiasmatischen Kern im Zwischenhirn weiter. Er verständigt daraufhin die Zirbeldrüse (Epiphyse), die dann je nachdem, ob die Sonne aufgeht oder Dämmerung einsetzt, unterschiedliche Mengen des Hormons Melatonin produziert und ausschüttet. Wird es dunkel, durchströmt den Körper mehr Melatonin. Wir werden müde. Scheint die Sonne hell in unser Gesicht, fährt die Produktion des Schlafhormons zurück und wir sind wach.

Im Sommer sind wir daher länger aktiv und wach als im Winter, wenn die Sonne sich generell weniger Stunden blicken lässt. Bei manchen löst der winterliche Lichtmangel sogar eine jahreszeitlich bedingte Depression aus.

Bei jedem läuft die innere Uhr jedoch anders. Einige Menschen werden trotz Dunkelheit erst spät am Abend müde, andere besonders zeitig. Dafür sind Letztere morgens besonders früh fit und aktiv, während die anderen erst langsam in die Gänge kommen. Diese sogenannten Chronotypen sind in uns verankert und verändern sich während der verschiedenen Lebensphasen leicht.

Laufen unsere innere Uhr und das Tageslicht in einem versetzten oder entgegengesetztem Rhythmus, etwa bei Schichtarbeitern oder nach einer Reise über mehrere Zeitzonen hinweg (siehe „Jetlag", S. 83), kann das zu Schlafstörungen, Tagesmüdigkeit, aber auch zu Konzentrationsproblemen und Magenbeschwerden führen. Auf Dauer ist ein verzerrter Schlaf-Wach-Rhythmus ein Risiko für die Gesundheit.

→ Macht der Vollmond schlaflos?

Aus unerfindlichen Gründen schlecht geschlafen? Dann war vielleicht der Vollmond schuld. Oder auch nicht. Forscher streiten noch immer, ob es das Phänomen tatsächlich gibt: Kann der Mond unseren Schlaf beeinflussen, ihn sogar stören? Eine Untersuchung von Schweizer Neurowissenschaftlern lässt vermuten: Ja. Die Studienteilnehmer schliefen mehrere Nächte zu unterschiedlichen Mondphasen in einem Labor. Sie konnten von ihrem Bett aus den Himmelskörper nicht sehen. Während des Schlafs wurden ihre Hirnströme und das Schlafverhalten gemessen. Die Ergebnisse verblüffen: In der Vollmondnacht und an den Tagen drum herum schliefen sie knapp 20 Minuten weniger, brauchten fünf Minuten länger, um einzuschlafen und verbrachten ein Drittel weniger Zeit im Tiefschlaf. Eine andere Untersuchung von britischen Forschern ergänzt die Erkenntnisse: Zur Vollmondzeit träumen Menschen scheinbar eher von seltsameren Dingen als sonst.

Eine Erklärung? Da tappen die Forscher im Dunkeln. Allein die Tatsache, dass wir von dem Phänomen wissen, kann eine bestimmte Erwartungshaltung bewirken: „Heute ist Vollmond, dann schlaf ich bestimmt wieder schlecht." Wenn wir mit diesem Gedanken ins Bett steigen, wird sich diese Prophezeiung vermutlich selbst erfüllen. Denn der Gedanke verheißt ja nichts Gutes. Lange wach liegt niemand gern. Man geht also schon angespannt und vielleicht griesgrämig zu Bett. Der Körper ist eher auf Hochtouren als ruhig, statt im Schlafmodus im Ärger- oder Angstmodus. Weit entfernt vom Schlafen.

Hormone

Die Hauptrolle beim Schlaf spielt das Hormon Melatonin. Mit ihm auf der Bühne versammeln sich aber viele Nebendarsteller, die ebenso über Umwege und Schleichwege die Nachtruhe beeinflussen. Dazu zählen unter anderem das Stresshormon Kortisol und die Schilddrüsenhormone.

Der wichtigste Akteur, das Melatonin, trägt den Namen Schlafhormon. Es wird in der Zirbeldrüse produziert. Das zapfenförmige Gebilde ist wenige Millimeter groß und sitzt im Gehirn. Wenn es dunkel wird, bekommt die Drüse das Signal: Schlafenszeit. Dann strömt von hier aus das Melatonin in unsere Blutbahn. Während wir nachts ruhen, ist der Melatoninspiegel am höchsten. Geht die Sonne auf, stellt die Zirbeldrüse ihre Arbeit wieder ein, das Melatonin in unserem Körper wird weniger, verschwindet über den Tag komplett aus dem Blut.

Bei jedem Menschen wirkt und läuft die Melatoninproduktion anders. So heißt es nicht unbedingt, dass man besonders gut schläft, nur weil man besonders viel von dem Botenstoff jede Nacht im Blut hat. Wenig Melatonin im Körper zu haben, bedeutet wiederum nicht gleich, ein schlechter Schläfer zu sein. Die tägliche Menge Schlafhormon festigt sich schon früh im Leben. Bereits im Alter von ein bis drei Jahren pegelt sich der Körper auf ein Melatoninlevel ein, das er fortan sein Leben lang jede Nacht haben wird. Erst im Alter schwächelt die Zirbeldrüse zunehmend und schüttet weniger von dem Schlafhormon aus.

Wann der Körper jeden Tag beginnt, den Botenstoff zu produzieren, schwankt ebenfalls von Mensch zu Mensch. Schlafforscher unterscheiden Morgen- und Abendtypen sowie Neutrale. Die Morgentypen wachen früh auf und gehen eher ins Bett, die Abend-

Aus der Forschung

Probleme bei der Zeitumstellung?
Jedes Jahr im Frühjahr und Herbst stellen wir unsere Uhren um. Schlafexperten kritisieren dieses Hin und Her. Es ist nur eine Stunde, aber wohl mit großer Wirkung. Eine Forschungsgruppe der Ludwig-Maximilians-Universität München hat festgestellt: Der Körper braucht mitunter mehrere Tage bis Wochen, bis er sich der neuen Zeit angepasst hat. Einige würden den gesamten Sommer über nach dem Winter-Zeitplan schlafen und wachen. Immer eine Stunde zu spät. Andere zucken mit den Schultern: Viele stört die Umstellung nicht. Sie schlafen in der Nacht der Umstellung darüber hinweg – ohne in den Folgetagen und -nächten durcheinanderzukommen.

Checkliste

Eule oder Lerche – Welcher Chronotyp sind Sie?

Strotzen Sie schon früh am Morgen vor Energie oder kommen Sie erst gegen Abend in Schwung? Wann wäre für Sie die perfekte Zeit für Sport, Arbeiten und schlafengehen? Wie kämen Sie mit einer Nachtschicht zurecht und wie nötig haben Sie einen Wecker?

Was Ihren Chronotyp beeinflussen kann:

- ☐ Ihr Alter
- ☐ Schichtdienste
- ☐ Keine regelmäßige Arbeitszeit
- ☐ Eine Erkältung
- ☐ Erkrankungen oder Medikamente

Sie sind ein Morgentyp, wenn …

- ☐ Sie an einem frei planbaren Tag vor 8 Uhr aufstehen
- ☐ Sie spätestens gegen 22 Uhr müde werden und ins Bett gehen wollen
- ☐ Sie nicht so sehr auf einen Wecker angewiesen sind, weil Sie eh meist rechtzeitig aufwachen
- ☐ Sie höchstens eine Stunde später als sonst ins Bett gehen, obwohl Sie am nächsten Tag frei haben
- ☐ Sport für Sie am Morgen am ehesten infrage kommt, Prüfungen oder Tests am Vormittag
- ☐ Sie zu früher Morgenstunde wach und gar nicht mehr müde sind sowie Hunger auf Frühstück haben

Sie sind ein Abendtyp, wenn …

- ☐ Sie an einem frei planbaren Tag am liebsten nicht vor 9.30 Uhr aufstehen
- ☐ Sie eher zwischen Mitternacht und 3 Uhr müde werden und ins Bett gehen wollen
- ☐ Sie sehr auf das Klingeln des Weckers angewiesen sind, weil Sie sonst verschlafen würden
- ☐ Sie zu früher Morgenstunde nicht wach, sehr müde und überhaupt nicht hungrig sind
- ☐ Sie mindestens eine Stunde später ins Bett gehen, wenn Sie am nächsten Tag frei haben
- ☐ Sport für Sie frühestens am Vormittag denkbar wäre und Prüfungen oder Tests eher am Nachmittag

typen werden besonders spät müde und wachen morgens spät auf oder haben große Startschwierigkeiten. Welcher Chronotyp man ist, hängt vermutlich eng damit zusammen, wann der eigene Körper Melatonin ausschüttet. Bei den Morgentypen entlädt der Körper den Botenstoff schon eher am Abend, reagiert also vermutlich schneller auf die untergehende Sonne. Bei Abendtypen läuft die Hormonproduktion erst später an, sie reiben sich nicht gleich mit Einsetzen der Dämmerung die Augen.

Tatsächlich ist Melatonin kaum störanfällig. Es gibt nur wenige Dinge, die verhindern oder verändern, ob und in welchen Mengen es ausgeschüttet wird. Künstliches Licht am Abend kann dazu führen, dass es erst später in die Blutbahn gepumpt wird und man länger wach ist. Ansonsten lässt sich der Melatoninhaushalt nur von einem beeinflussen: Medikamenten. Vereinzelt können Arzneimittel die Menge im Blut verändern. Die Effekte sind allerdings minimal und in der Regel nicht zu spüren.

Das Stresshormon Kortisol zirkuliert wie viele seiner Botenstoffgenossen nach einem 24-Stunden-Rhythmus in unserem Körper. In der Nacht erreicht es seinen Tiefstand, der Körper ist also im Ruhemodus. Gegen Ende der Nacht steigt der Spiegel Stück für Stück an und ist zum Aufwachen auf seinem Hoch: Der Tag kann beginnen, der Körper kommt in Schwung. Dieser immer gleiche Ablauf kommt durcheinander, wenn über längere Zeit jeden Tag zu viel los oder am Abend noch viel Trubel ist (siehe „Störenfriede", S. 11).

Wer abends streitet, Sport macht oder hektisch Termine abarbeitet, kommt erst später zur Ruhe. Das Stresshormon strömt dann durch die Blutbahnen und hält Körper und Geist auf Trab, mitunter bis in die eigentliche Nachtruhe hinein. Unter Dauerbelastung ist Kortisol generell in größeren Mengen als üblich im Blutkreislauf unterwegs. Die Folge: Im Schlaf schlägt das Herz schneller, die Haut ist schwitziger, die Muskeln unter Spannung. Dauergestresste schlafen zwar, aber ihr Körper kann nicht lockerlassen. Der Schlaf wird nicht tief genug, ist störanfällig. Sie haben dann zwar genügend Stunden geschlafen, fühlen sich am Tag aber trotzdem müde und erschöpft.

Einfluss auf die Schlummerstunden haben auch die Schilddrüse und die von ihr ausgeschütteten Hormone. Die Drüse liegt unterhalb des Kehlkopfes um die Luftröhre herum und ist für den Stoffwechsel zuständig. Sie ist nicht direkt daran beteiligt, was die Nacht bringt, und doch kann ihre Arbeit unsere Schlafgewohnheiten durcheinanderbringen. Produziert sie zu viel Hormon, aktiviert das. Man ist nervöser, unruhiger und kommt abends schwerer in Schlafstimmung. Leistet die Drüse zu wenig Arbeit, hat das den gegenteiligen Effekt: Sie dämpft und hemmt uns. Ein übergroßes Bedürfnis zu schlafen und ständige Müdigkeit sind die Folge. Zugleich nehmen Menschen mit Schilddrüsenunterfunktion oft an Gewicht zu. Das kann wiederum Atemstörungen in der Nacht begünstigen. Da die Schilddrüse recht nahe an den Atemwegen angesiedelt ist, kann auch ihre Größe die Nachtruhe stören. In seltenen Fällen kann sie die Luftröhre einengen und so zu Atemstörungen wie Schnarchen führen.

Frauen neigen eher zu schlaflosen Nächten als Männer. Diese wiederum haben eher Atemstörungen im Schlaf. Bei Frauen überwiegen bei der Diagnose unruhige Beine, Männer berichten häufiger über müde Tage. Doch woher kommt der Unterschied? Mediziner nehmen an, dass es sich um einen Unterschied im Hormonhaushalt handeln könnte. Handfeste Befunde dafür gibt es allerdings noch nicht. Die Forscher haben vor allem Hinweise darauf, dass etwa bei Frauen der Schlaf mitunter je nach Zyklusphase anders verläuft oder sich bei den Frauen mit Beschwerden in der Woche vor ihrer Menstruation sogar zeitlich verschiebt. Mehr dazu, was den Schlaf von Frauen besonders störanfällig macht, lesen Sie ab S. 61.

Das Nervensystem

In der Kindheit werden die Verbindungen zwischen den Nerven erst nach und nach geknüpft. Unser Gehirn und die Verschaltungen darin entstehen Schritt für Schritt. Die vielen Eindrücke vom Tag, die unsere Gehirnaktivität ankurbeln, verarbeitet der kleine Kopf in der Nacht. Während das Kind scheinbar ruht, läuft sein Gehirn auf Hochtouren. Mitunter wird das durch Schlafwandeln, Albträume oder den Nachtschreck sichtbar. Diese Schlafphänomene tauchen in Kinderjahren deutlich häufiger auf als bei Erwachsenen und sind in manchen Entwicklungsphasen wahrscheinlicher als in anderen. Sie sind meist Ausdruck von vielen Ereignissen oder Veränderungen im Kinderleben. In den meisten Fällen sind Sie kein Grund zur Besorgnis, sondern normale Erscheinungen. Mehr zum Kinderschlaf erfahren Sie ab S. 46.

Im Alter werden die Verbindungen zwischen Nervenenden weniger oder brüchiger, Nervenzellen sterben. Bei manch einem läuft dieser Prozess schneller, bei anderen langsamer ab. Forscher vermuten, dass der Abbau mit ein Grund dafür ist, dass ältere Menschen schlechter schlafen und öfter einen verschobenen Tag-Nacht-Rhythmus haben. Zusätzlich produziert der Körper in der zweiten Lebenshälfte weniger von dem schlaffördernden Hormon Melatonin. Der Schlaf im Alter ist daher weniger tief und eher zerstückelt. Mehr über den Schlaf im Alter erfahren Sie ab S. 57.

Das Immunsystem

Wie eng unsere innere Abwehr und unser Schlaf miteinander verknüpft sind, dem sind Forscher erst seit Kurzem auf der Spur. Sicher ist bereits, dass zu wenig Schlaf auf Dauer das Immunsystem schwächt. Ist die Immunabwehr geschwächt, haben Krankheitserreger leichtes Spiel. Akute wie chronische Erkrankungen können dann ihren

Lauf nehmen. Aber auch andersherum scheint es eine Verbindung zu geben: Wenn wir z. B. erkältet sind, steigt unser Bedürfnis zu schlafen zum Teil um mehrere Stunden an. Ausgelöst wird es ersten Studien zufolge durch Botenstoffe, die der Körper aussendet, um Bakterien oder Viren zu bekämpfen. Sie machen müde. Experten vermuten, dass sich dahinter ein Schutzmechanismus versteckt. Wir können uns nicht mehr körperlich anstrengen, das verhindert womöglich weitere gesundheitliche Schäden.

Körperliche Erkrankungen

Nicht wenige chronische oder schwere Erkrankungen mischen sich in den Schlaf ein. Mitunter überdecken die Schlafstörungen sogar das eigentliche körperliche Problem. Die Betroffenen berichten bei Ihrem Arzt vor allem von den schlaflosen Nächten oder dem nächtlichen Aufwachen. Die anderen Beschwerden werden als nicht so drängend empfunden wie das ewige Sich-im-Bett-Wälzen, dabei sind sie nicht selten der Grund für die unerfreuliche Nacht. Eine bislang unentdeckte und nicht behandelte Erkrankung kann ebenso Auslöser sein wie eine chronische, schon jahrelang behandelte Krankheit. In jedem Fall lohnt es sich, dem Arzt nicht nur von den Einschlafschwierigkeiten zu berichten, sondern auch alle anderen körperlichen Leiden mitzuteilen.

Bei folgenden gesundheitlichen Einschränkungen sind Schlafstörungen oftmals unerwünschte Begleiter:

- Erkrankungen der Atemwege
- Erkrankungen des Herz-Kreislauf-Systems
- Niereninsuffizienz
- hormonelle Erkrankungen
- chronische Schmerzen
- neurologische Erkrankungen wie Epilepsie oder Demenz.

Mitunter sind es nicht direkt spürbare Vorgänge im Körper, die für Unruhe in der Nacht sorgen, wie es vor allem bei hormonellen Störungen der Fall ist. Denn: Ob wir müde sind oder wach, steuern vor allem Hormone. Melatonin steht in Interaktion mit vielen anderen Botenstoffen in unserem Körper und ist daher davon abhängig, wie gut die anderen Drüsen ihre Arbeit tun, wie die Schilddrüse.

Unklarer sind die Verflechtungen bei Nierenproblemen. Acht von zehn Patienten mit Nierenschwäche klagen über Schlafprobleme. Genau können Mediziner noch nicht sagen, wie Niere und Schlaf zusammenhängen. Sie vermuten aber, dass bei einer defekten Niere der Stoffwechsel nicht richtig funktioniert und giftige Stoffe, die sonst von der Niere herausgefiltert werden, in die Blutbahnen geraten können und mitunter auch den Schlaf stören. Neben Problemen, ein- oder durchzuschlafen, belastet Betroffene häufig das Restless-Legs-Syndrom, bei dem ein Kribbeln und Stechen in den Beinen sie nicht zur Ruhe kommen lässt. Nierenpatienten berichten auch häufig davon,

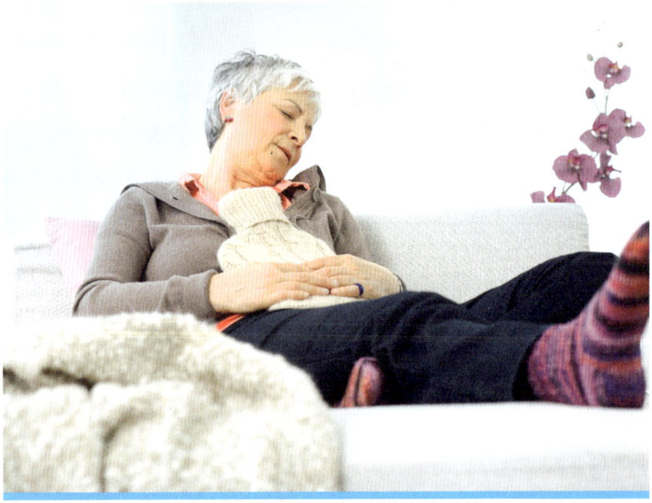

dass sie nachts zucken oder sich ihre Beine im Schlaf unwillkürlich bewegen.

Ebenso nicht ungewöhnlich sind Schlafstörungen bei Nervenerkrankungen. Parkinson-Patienten klagen häufig über unkontrollierte Zuckungen in den Beinen, während sie schlafen. Verursacht werden sie vermutlich durch den fortschreitenden Verlust von Nervenzellen, der auch dort im Gehirn stattfindet, wo die „innere Uhr" sitzt und den Tagesrhythmus steuert. Der voranschreitende Zelltod macht sich auch im Schlafrhythmus von Demenzkranken sichtbar. Bei jedem zweiten ist der übliche Takt durcheinandergekommen, sie schlafen viel am Tag und sind nachts lange aktiv.

Offensichtlicher sind die Zusammenhänge bei Atembeschwerden, Herzerkrankungen oder Schmerzen. Die Symptome der Erkrankung beeinflussen die Nachtruhe größtenteils direkt. Wer etwa schon am Tag unter Atemproblemen leidet, sei es wegen Asthma oder einer anderen chronischen Lungenerkrankung, hat oft auch im Schlaf Atembeschwerden oder kommt aus Atemnot nur schwer zur Ruhe. Asthmatiker klagen häufig über Ein- und Durchschlafstörungen. Sie und auch Lungenkranke haben nachts zudem deutlich häufiger Atemstörungen, wie überlautes Schnarchen und Atemaussetzer (siehe „Wenn der Atem stockt", S. 90). Die Folge: Am Morgen sind sie weniger fit.

Herzbeschwerden wie Rhythmusstörungen oder eine mangelnde Pumpleistung schwächen den Körper und machen tagsüber müde. Zugleich haben viele Herzkranke nachts Atemstörungen, die den Schlaf zerrütten und am Folgetag die Vitalität nehmen. Morgens fällt es den meisten Betroffenen schwer, in Schwung zu kommen. Diesen Effekt haben mitunter auch Medikamente gegen Bluthochdruck (siehe „Welche Arzneimittel helfen", S. 147).

Zwei von drei Schmerzpatienten schlafen schlecht. Das unerträgliche Stechen, Ziehen oder Drücken hält sie davon ab. Nicht selten führt das in einen Teufelskreis: Wer schlecht schläft, deshalb frustriert oder unausgeruht ist, empfindet Schmerzen meist stärker. Diese Wahrnehmung wiederum erschwert es, gelassen zu bleiben und abends im Bett abschalten zu können.

Wenn Gedanken wachhalten

Schlaf und Psyche hängen eng zusammen. Schlechter Schlaf senkt das Wohlbefinden. Vermindertes Wohlbefinden verschlechtert den Schlaf.

Viele Schlafstörungen beginnen im Kopf. Eine unerfreuliche Nacht, dann noch eine oder zwei, schon sorgt man sich um seine Nachtruhe und befürchtet Einbußen am Tag. Das Bett wird zum Ort der Frustration und verliert seine entspannende Aura. Grübeln und Sorgen stellen sich ebenfalls in den Weg, aber auch viele psychische Erkrankungen gehen mit Schlaflosigkeit oder auch dem Gegenteil, übermäßigem Schlafbedürfnis, einher.

Grübeln, Ängste, Sorgen

Warum passiert so was immer mir? Wie hat meine Chefin das bloß gemeint? Was geschieht, wenn ... und kann das überhaupt noch was werden? Abends im Bett beginnen bei vielen Menschen die Gedanken zu kreisen. Das ist nicht krankhaft, sondern ganz normal. Situationen und Konflikte vom Tag kommen hoch und bringen uns um den Schlaf. Vor allem wenn die Inhalte unangenehm sind oder aufregen, gerät unser Körper in Wallungen: psychischer Stress. Der Blutdruck geht hoch, man ist angespannt. Selbst wenn man sich endlich aus dem Gedankendschungel herausgekämpft hat, ist der Körper erst mal noch eine Weile aufgeputscht – und braucht etwas mehr Zeit, um einzuschlafen. Wer sich ständig um andere oder sich und seine Zukunft sorgt oder eher ängstlich durchs Leben geht, kann in diesen abendlichen Zustand der Anspannung geraten. Dort überschlagen sich dann meist die negativen Gedanken. Statt gelassen ins Traumland zu gleiten, liegen diejenigen erst einmal hellwach da. Nicht selten setzt dann die zweite Grübelwelle ein: „Warum bloß kann ich nicht einschlafen? Ich muss doch früh raus. Das ärgert mich jetzt aber sehr." Schon driften Körper und Geist wieder weit weg von Ruhe, Entspannung und Schlaf.

Psychische Erkrankungen

Angst, Schwermut, Erschöpfung: Seelisches Leid schlägt sich oft in der Nachtruhe nieder. Schlaflose Nächte können wiederum die psychischen Beschwerden verstärken. Psyche und Schlaf stehen in einem engen Wechselspiel. Schlaflose Wochen, verschlafene Tage: Beide Extreme können sowohl Vorzeichen, Auslöser, Begleiter oder Folge einer seelischen Krise sein. Schlafstörungen können psychische Probleme entfachen oder von ihnen provoziert werden. Tiefe Traurigkeit, übermäßige Ängste, wirre Ge-

Träume: Was uns das nächtliche Kopfkino mitteilen will

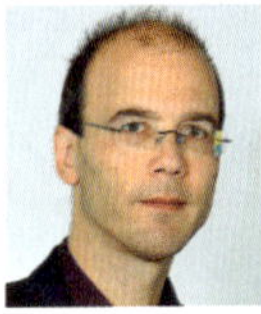

Wir alle träumen – Nacht für Nacht. Doch wie spinnt unser Kopf das Drehbuch für diese Filme im Kopf und was können wir von ihnen lernen: Das erklärt der Traumforscher und Psychologe Prof. Dr. Michael Schredl.

Action, Drama, Romanze: Sind Träume nicht das Gegenteil von Ruhe und Schlafen?
Träume gehören zum Schlaf dazu. Denn unser Gehirn schaltet nachts nicht wie oft gedacht einfach ab, sondern ist in einem bestimmten Rhythmus mal mehr, mal weniger betriebsam. Das spiegeln auch die Träume wider, manchmal bestes Action-Kino, aber es gibt auch ruhigere Träume. Die ganze Nacht wird geträumt, nur können wir uns – auch bei guter Traumerinnerung – nur an einen Bruchteil erinnern.

Hat das Kopfkino einen Sinn? Müssen wir träumen, damit es uns gut geht?
Das wissen wir Schlafforscher leider noch nicht. Klar ist: Schlaf hilft generell, zu verarbeiten und zu speichern, was wir am Tag erlebt und gelernt haben. Womöglich spielen Träume dabei eine wichtige Rolle oder aber sind nur die Folge von diesen Verarbeitungsprozessen im Gehirn, haben keine zusätzliche Funktion über den Schlaf hinaus. Das ist eine spannende Forschungsfrage für die Zukunft.

Wie kommt unser Gehirn auf diese bizarren Geschichten, die oftmals in unseren Träumen ablaufen?
Was wir träumen, hängt von unserem Alltag ab. Der Traum kombiniert neue Bilder mit alten Erinnerungen auf teilweise sehr kreative Weise. Männer träumen öfter von physischer Aggression und Sex, Frauen eher von emotionalen Situationen und Haushaltsgegenständen. Das ist kein Klischee, sondern wissenschaftlich erwiesen. Was wir am Tag tun, denken und was uns beschäftigt, kann im Traum wiederkehren – oft in abgewandelter Gestalt oder besonders heftig. Denn im Traum sind wir weniger rational, denken nicht logisch. Träume sind sehr gefühlsbetont. Was wir am Tag empfunden haben, kann hier deutlich zutage treten.

Sollten wir also, wie der Psychoanalytiker und Vater der Traumdeutung Sigmund Freud es einst vorschlug, unsere Träume bis ins Detail analysieren und interpretieren?
Freud hat Träume erstmals in die Psychotherapie eingebracht. Seine Art, bestimmte Details und Objekte des Kopfkinos als Symbole für Triebe und psychische Konflikte zu deuten, gilt heute allerdings als überholt.

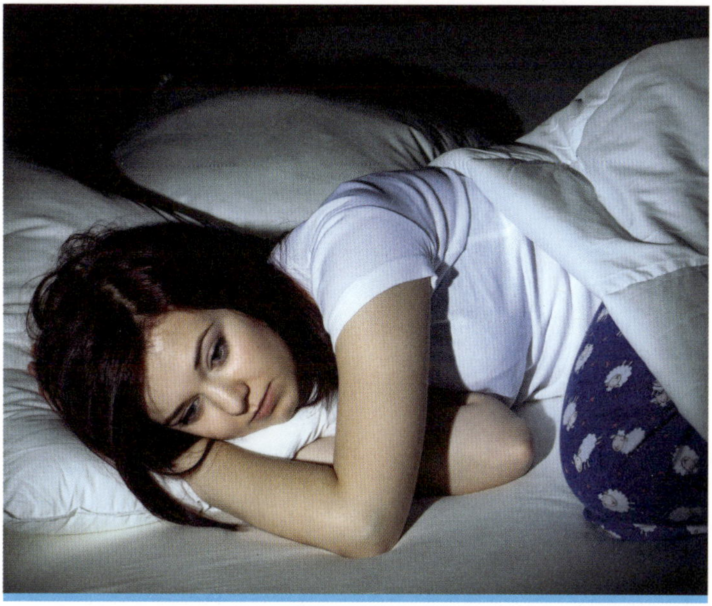

Auch heute nehmen noch immer viele Psychotherapeuten an, dass sich etwa hinter einen Albtraum ein tiefsitzender Konflikt verbirgt, und arbeiten dementsprechend mit den Klienten. Psychologen der Fachrichtung „Kognitive Verhaltenstherapie" schauen hingegen auf die Grundmuster des Traums: Welche Gefühle kommen vor? Wie handelt der Träumer im Traum? So lassen sich Parallelen zum Wachen ziehen und mithilfe der Vorstellungskraft auch Lösungswege für das Problem im Traum (und dem verbundenen Wachproblem) finden.

Haben Sie dafür ein Beispiel?

Bleiben wir bei den Albträumen. Sie sind wie ein Vergrößerungsglas: Wer im Wachzustand Angst vor einem Konflikt oder einer Konfrontation hatte, den verfolgt nachts im Traum beispielsweise eher mal ein Monster. Von purer Angst geplagt, schreckt derjenige dann hoch. Das Gefühl vom Tag, die Angst, hat er mit in die Nacht genommen – und dort umso intensiver erlebt. Er läuft vor Furcht weg, vermeidet die Situation. Dieses Verhalten spielt auch im Wachleben eine Rolle. Sich der Angst zu stellen, ist die einfache Botschaft des Traumes.

Schlechte Träume speisen sich also auch aus dem Alltag. Dann lassen sie sich doch auch vorbeugen, oder?

Im Grunde schon. Sie entstehen meist, wenn der Alltag besonders stressig ist. Weniger Aufregung oder Strategien, um nach einem harten Tag abschalten zu können, können zu positiveren Träumen führen. Über belastende Ereignisse zu reden, kann auch helfen.

Der Psychologe Dr. Michael Schredl leitet am Zentralinstitut für Seelische Gesundheit in Mannheim die Abteilung für Schlafforschung, lehrt an der Universität Mannheim und ist Sprecher der Arbeitsgemeinschaft Traum der Deutschen Gesellschaft für Schlafforschung und Schlafmedizin.

danken: Die psychische Last erschwert es, einzuschlafen, begünstigt mitunter Albträume, rüttelt immer wieder wach oder lässt diese zur besonders frühen Morgenstunde enden – und kann in eine zusätzliche Schlafstörung münden. Am häufigsten betroffen sind Patienten mit

- Depression
- Angststörungen und
- Suchterkrankungen.

Die Schlafprobleme können sich sogar dermaßen festfahren, dass sie selbst dann fortbestehen, wenn die psychische Krise schon wieder vorüber ist. Zeitnah gegenzusteuern, kann das verhindern. Aber auch später lässt sich die Schlafstörung oft in den Griff bekommen – und dadurch mitunter einer neuen psychischen Krise vorbeugen.

Niedergeschlagen, kraftlos und keine Freude an sonst geliebten Aktivitäten: Depressionen sind nicht selten. Etwa jeder zehnte Deutsche erkrankt einmal in seinem Leben daran. In etwa der Hälfte aller Fälle tritt sie erstmals vor dem 40. Lebensjahr auf. Meist kommt die Erkrankung in Phasen, bei zwei von dreien sind es im Verlauf des Lebens mehr als eine. Dabei gibt es unterschiedliche Schweregrade: leicht, mittelschwer und schwer. Je nach Anzahl der Symptome und wie viel Raum sie im Leben der Betroffenen einnehmen, teilen Fachleute in diese drei Kategorien ein.

Die Ursachen einer Depression sind noch immer unklar. Experten gehen davon aus, dass die Betroffenen einerseits eine Veranlagung dazu haben. Kommen andererseits als besonders groß empfundene Belastungen im Alltag wie Arbeitslosigkeit, Schulden, Konflikte in der Familie oder ein Todesfall hinzu, kann die Erkrankung ausbrechen. Auch Schlafprobleme können solch eine starke Belastung sein. Wochenlang schlaflos im Bett zu liegen, ständig wach zu werden, unausgeruht durch die Tage zu streifen, kann zermürben. Oft sind Schlafstörungen sogar Vorboten einer Depression. Sie sind aber auch ein typisches Anzeichen für die Erkrankung. Neun von zehn Betroffenen klagen über Schlafstörungen, egal wie schwer ihre psychische Erkrankung ist.

→ Kein Schlafbedürfnis

Kommt jemand, der sonst in normalem Umfang schläft, plötzlich nächtelang nicht mehr zur Ruhe, ist zur üblichen Schlafenszeit besonders aktiv, ohne am Tag an Energie verloren zu haben, kann das ein Hinweis auf eine manische Phase sein, dem Gegenteil der Depression. Die Betroffenen sind extrem euphorisch, überaktiv, äußerst unruhig, sehr reizbar – und schlaflos. Mitunter genügen ihnen zwei bis vier Stunden Ruhe am Tag, andere schlafen tagelang überhaupt nicht.

Beide Extreme kommen dabei vor: Die Erkrankten schlafen stundenlang nicht ein, nicht durch, nur kurz oder sie schlafen besonders viel, mitunter mehr als zehn Stunden am Stück. Das ist abhängig von der Form der Depression. Jede wirkt sich etwas anders auf den Schlaf aus. Bei der typischen und am häufigsten verbreiteten Form wälzen sich die Betroffenen schlaflos im Bett. Setzt man sie längere Zeit in einen stillen Raum ohne jegliche Reize und Unterhaltung, bleiben sie hellwach, auch wenn sie antriebslos und müde wirken. Gesunden Probanden werden in solch einem Szenario nach wenigen Minuten die Augen schwer – auch wenn sie sonst ausgeschlafen sind.

Ein übermäßiges Schlafbedürfnis begleitet vor allem die saisonale Depression, auch Winterdepression oder Winterblues genannt. Sie tritt meist zwischen November und März auf, wenn es draußen weniger Stunden hell ist und die Sonne sich häufig hinter dicken Wolken versteckt. Die Betroffenen sind dann niedergeschlagen, antriebsarm und haben ein großes Bedürfnis, lange zu schlafen. Während sie von Frühlingsanfang bis Herbstende wie die meisten zwischen sechs und acht Stunden schlafen, bleiben sie in der vierten Jahreszeit mitunter mehrere Stunden länger unter ihrer Bettdecke. Trotzdem fühlen sie sich nach dem Erwachen nicht ausgeruht, sondern über den ganzen Tag hinweg müde und erschöpft. Forscher gehen davon aus, dass die Winterdepression eng an die Melatoninproduktion gekoppelt ist. Dunkelheit fördert die Ausschüttung des Schlafhormons, das müde macht. Sind die dunklen Wintermonate vorüber, vergeht auch die Schwermut – und der starke Schlafdrang.

Schlafentzug als Therapie

Eine Behandlungsmethode von Depressionen ist die Wachtherapie, als Schlafentzug bekannt. Sie zeigt, wie eng Schlaf und Stimmung zusammenhängen. Die Patienten bleiben dabei die gesamte Nacht wach. Sie beschäftigen sich, um nicht einzuschlafen, spielen Karten, unterhalten sich, sehen fern oder hören Musik. Am Morgen und den gesamten folgenden Tag bleiben sie wach. Erst am Abend darauf dürfen sie wieder schlafen. Der Effekt ist beeindruckend: Bei bis zu drei von vier Patienten verfliegt die gedrückte Stimmung schon am Ende der ersten schlaflosen Nacht. Der Haken: Eine durchschlafene Nacht macht den Erfolg meist wieder zunichte. Dennoch könnten mildere Wachtherapien, wie kürzere Schlafenszeiten, den Betroffenen helfen.

Angststörungen

Phobien und Angststörungen zählen zu den häufigsten psychischen Erkrankungen. Innerhalb eines Jahres leiden etwa 15 Prozent der Deutschen an einer übermäßigen Furcht vor einem Gegenstand, Tier oder einer Situation beziehungsweise bekommen Panikanfälle.

Angst ist grundsätzlich ein wichtiges und für das Überleben notwendiges Gefühl. Es sorgt dafür, dass unser Körper aktiviert wird: Der Puls geht schneller, Muskeln sind

Checkliste

Haben Sie eine Depression?

Traten folgende Symptome in den vergangenen zwei Wochen an fast allen Tagen und die meiste Zeit des Tages auf:

- ☐ **Niedergeschlagene Stimmung** oder Verlust an Interesse und Freude an Aktivitäten
- ☐ **Deutlicher Appetitverlust,** evtl. Gewichtsverlust oder deutliche Zunahme an Gewicht und Appetit
- ☐ **Schlaflosigkeit** oder vermehrter Schlaf
- ☐ **Innere Unruhe** und Drang, sich zu bewegen, oder Verlangsamung
- ☐ **Gefühle von Wertlosigkeit** oder Schuldgefühle
- ☐ **Probleme, sich zu konzentrieren** oder sich zu entscheiden
- ☐ **Müdigkeit** oder Energieverlust
- ☐ **Gedanken an den Tod** kehren immer wieder sowie an einen Suizid kommen auf oder Sie haben bereits einen Versuch durchgeführt
- ☐ Sie leiden sehr unter den Symptomen und Ihr **Alltag wird davon beeinträchtigt**

Können Sie das erste Symptom und weitere bejahen, nehmen Sie die Beschwerden ernst. Eine Depression kann sich verschlimmern oder dauerhaft werden. Sich ihr rechtzeitig entgegenzustellen, kann das Leid stoppen oder verringern. Suchen Sie sich professionelle Unterstützung, vor allem wenn Ihnen mehrfach Gedanken an den Tod oder einen Suizid kommen.

angespannt, unsere Aufmerksamkeit ist geschärft. In einer tatsächlichen Gefahrensituation wären wir dadurch bereit, zu fliehen oder zu kämpfen.

Die Angst kann aber auch überhandnehmen. Sie tritt dann in Situationen auf, in denen keine tatsächliche Gefahr besteht oder das Gefahrenpotenzial überschätzt wird. Der langbeinige Weberknecht löst eine Panik aus, obwohl er dem Menschen nichts tun kann. Die Fahrt mit dem Fahrstuhl führt zu dem Gedanken, man könne darin stecken bleiben, nicht gefunden werden und sterben. Die Angst wird übermächtig. Sie führt dazu, dass die Betroffenen die entsprechenden Situationen vermeiden.

Zunächst scheint das nichts mit dem Schlaf zu tun zu haben. Doch die Angst am Tag begleitet die Betroffenen bis in die Nacht hinein. Sie grübeln vorm Einschlafen über ihre größten Befürchtungen nach oder nehmen die Angst direkt mit ins Bett. Spinnenphobiker etwa durchsuchen oftmals erst jeden kleinsten Winkel eines Zimmers, bevor sie sich dort in Ruhe niederlassen können, meist nehmen sie eine Fliegenklatsche oder den Staubsauger zur Hilfe. Solch ein Szenario läuft mitunter jeden Abend im Schlafzimmer ab. Im Bett sind die Betroffenen dann ausgelaugt und aufgeregt von der Spinnensuche. Keine gefunden zu haben, erleichtert sie in der Regel nicht. Denn vielleicht haben sie sie nur übersehen. Eine ruhige Nachtruhe ist (erst einmal) undenkbar.

→ Die Angst vor dem Schlaf

Zu schlafen ist für die meisten angenehm. Für manche jedoch die Hölle. Menschen mit Hypnophobie oder Somniphobie haben Angst davor, einzuschlafen. Das Bett oder Schlafzimmer sind für sie kein Ruhepol, sondern furchteinflößende Orte. Sie befürchten, nicht wieder aufzuwachen. Einige Betroffene entwickeln die Angst, weil sie Albträume quälen.

Wer Angst vor öffentlichen Orten hat, weil er befürchtet, jederzeit einen Herzinfarkt oder Atemnot zu bekommen und nicht rechtzeitig Hilfe zu erhalten, verbarrikadiert sich oftmals daheim oder geht nur unter größter Anspannung vor die Tür. Die Folgen der Störung, aber auch die Ängste an sich verfolgen sie bis ins Bett. Die große Anspannung am Tag – zu Hause oder draußen – und die vielen vermeintlichen Gefahrensituationen sorgen bis in den späten Abend für Aufruhr im Körper. Denn Angst, das ist Stress pur.

Zu den Angsterkrankungen zählt auch die posttraumatische Belastungsstörung (PTBS). Bis zu acht Prozent der Deutschen erkranken an dieser Störung, die durch eine traumatische Erfahrung ausgelöst werden kann. In manchen Berufen wie bei der Polizei, der Feuerwehr oder als Bundeswehrsoldat ist das Risiko dafür besonders hoch.

Die Betroffenen erleben die traumatische Situation, beispielsweise einen Unfall, ein Gewaltverbrechen oder eine Naturkatastrophe, in ihren Köpfen immer und immer wieder, so intensiv, als ob sie real wäre. Sie riechen, sehen, spüren Dinge aus dieser Situation. Vor allem aber die starke Angst, die sie während des Ereignisses erlebt haben, kommt jedesmal wieder hoch. Das Wiedererleben führt dazu, dass sie sich zurückziehen, große Angst vor Situationen haben, die ähnlich wie die des Traumas scheinen.

Die Betroffenen stehen die meiste Zeit unter Anspannung. Schlafstörungen sind sehr häufig Begleiter dieser Störung. Die Betroffenen schlafen schlecht ein, wachen nachts auf, haben Albträume und deshalb oft Angst vor dem Einschlafen.

Checkliste

Angststörung

Wenn Sie befürchten, an einer Angststörung zu leiden, beantworten Sie zur Orientierung die folgenden Fragen. Traten bei Ihnen folgende Symptome auf:

- ☐ **Starke Angst** vor eigentlich ungefährlichen Situationen, Gegenständen, Tieren
- ☐ Situationen und Objekte werden gemieden oder nur mit großer Furcht ertragen bis hin zu **Panikanfällen**
- ☐ Angstgefühle werden von **körperlichen Reaktionen** wie Herzklopfen, Schwindel, Brustschmerz oder Erstickungsgefühlen begleitet
- ☐ **Die Angst zu sterben**, wahnsinnig zu werden oder die Kontrolle zu verlieren, setzt oft zusätzlich ein
- ☐ Eine übermäßige **Sorge um das Wohlbefinden Nahestehender** und in potenziellen Gefahrensituationen, unbegründete, aber starke Angst vor einem möglichen Unfall oder Unglück
- ☐ Sie leiden sehr unter den Symptomen und **Ihr Alltag wird davon beeinträchtigt**

Können Sie mehrere Anzeichen bejahen, nehmen Sie die Beschwerden ernst. Eine Angsterkrankung kann sich verschlimmern. Sich ihr rechtzeitig entgegenzustellen, kann das Leid stoppen oder verringern. Suchen Sie sich professionelle Unterstützung. Ihr Hausarzt kann Ihnen eine Überweisung zu einem Facharzt oder Psychologen ausstellen.

Kein Schlummer mit Trunk

Alkohol gilt vielen als wohliger Schlummertrunk. Tatsächlich macht Alkohol müde, doch das hat seinen Preis. Der Schlaf verliert an Qualität. Er wird oberflächlicher und weniger erholsam. Zahlreiche Untersuchungen haben gezeigt: Nimmt jemand übermäßig Alkohol oder andere Drogen zu sich, verändern sich die Abläufe für Schlafen und Wachen im Körper. Die Zeiten, in denen er aktiv ist oder schläft, verschieben sich. Die Schlafphasen verändern sich, werden kürzer oder seltener. Der Schlaf selbst wird oftmals kürzer, störanfälliger und verliert seine kraftspendende Funktion. Nicht wenige Menschen mit Schlafstörungen oder gele-

Checkliste

Sucht und Substanzmissbrauch

Traten mindestens drei der folgenden Symptome innerhalb des vergangenen Jahres zur gleichen Zeit auf:

- ☐ Starker Wunsch oder Zwang, Alkohol oder eine andere Substanz zu konsumieren
- ☐ Verminderte Kontrolle über Beginn, Ende und Menge des Konsums
- ☐ Nach Ende oder Reduktion des Konsum treten körperliche Entzugssymptome auf, wie Schlafstörungen, starkes Unwohlsein, Schwitzen und Zittern und Reizbarkeit
- ☐ Eine Toleranz hat sich entwickelt. Um den gleichen Effekt wie zu Beginn des Konsums zu erreichen, sind inzwischen größere Mengen nötig. Diese sind so hoch, dass sie bei Menschen ohne Toleranzentwicklung schwere Schäden anrichten würden
- ☐ Andere Interessen, Pflichten und Lebensbereiche werden vernachlässigt und viel Zeit aufgewendet, um an den Suchtstoff zu gelangen
- ☐ Der Konsum wird fortgesetzt, obwohl erste Schäden sichtbar werden oder von Ärzten mitgeteilt werden

Können Sie mehrere Anzeichen bejahen, nehmen Sie die Beschwerden ernst. Eine Abhängigkeit schreitet ohne Behandlung weiter fort und richtet nicht nur körperlichen, sondern auch Schaden in Psyche und Sozialleben an. Es ist nie zu spät, aufzuhören. Suchen Sie sich professionelle Unterstützung.

gentlichen Problemen, zur Ruhe zu kommen, versuchen sich mit Rotwein, Bier und Co. in den Schlaf zu wiegen. Ein stressiger Tag ist ebenfalls ein „gern gesehener“ Anlass für einen Schluck. Alkohol wird zum Schlafmittel. Mit zunehmendem Alkohol ist der Schlaf schnell zerrüttet. Die Betroffenen bringen die Müdigkeit am Tag aber nicht mit dem Schlummertrunk in Verbindung, sondern greifen abends wieder zum Rotwein. Ein Teufelskreis entsteht.

Wer seinen übermäßigen Konsum nach mehreren Monaten einschränkt oder einstellt, erlebt mitunter körperliche Entzugserscheinungen. Schlafstörungen zählen dann zu den häufigsten Symptomen.

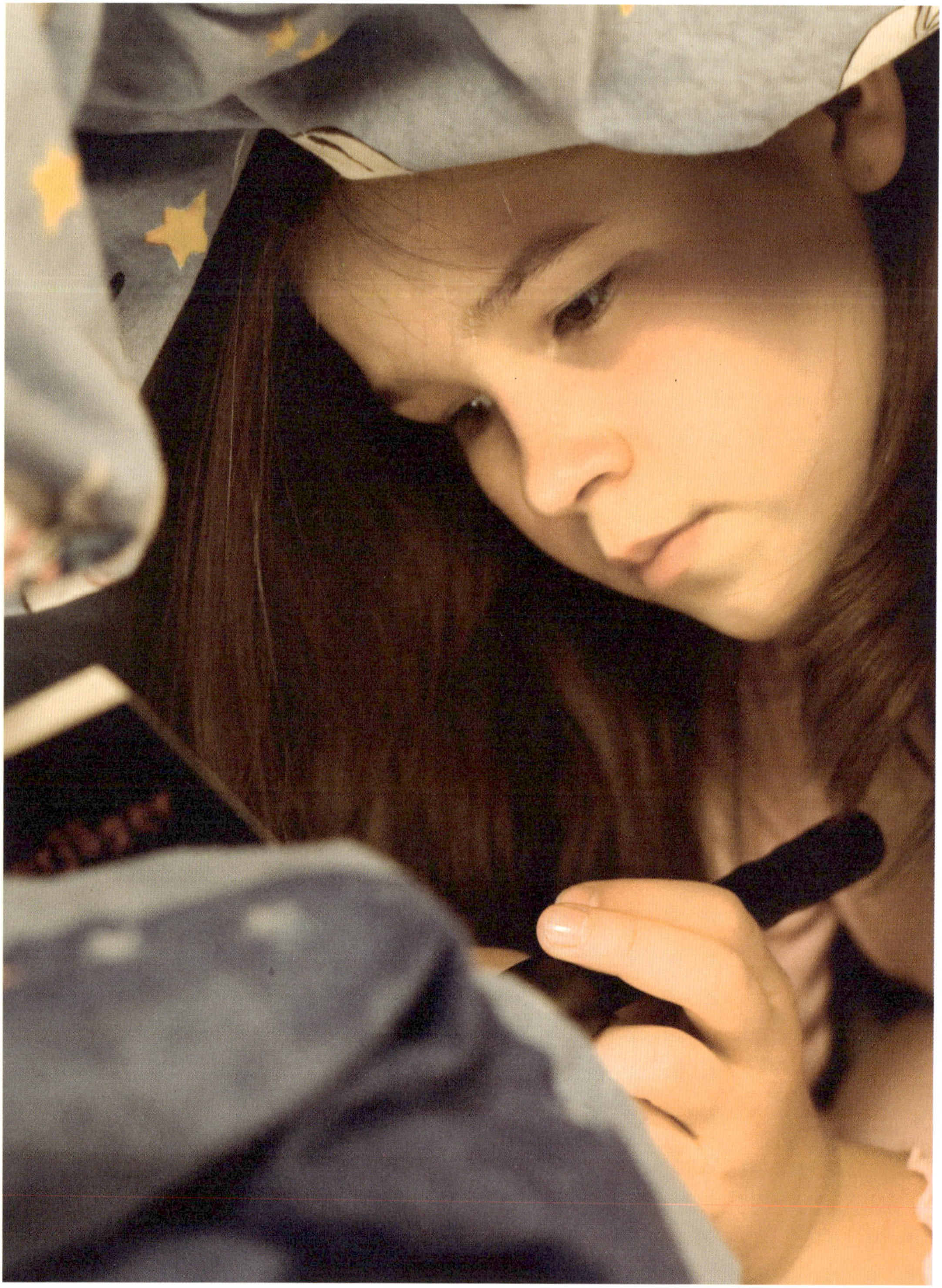

Wer häufig schlecht schläft

Kinder, ältere Menschen, Frauen und Schichtarbeiter haben besonders häufig Schlafprobleme. Manche Störenfriede treiben ihr Unwesen bei ihnen deutlich stärker oder öfter.

→ **Zu wissen,** für welche Störenfriede man selbst anfällig ist, kann häufig schon helfen, ruhiger zu schlafen.

Unser Schlaf verändert sich über die Jahre und je nach individueller Situation. Allerdings gilt: Frauen leiden deutlich häufiger unter Schlaflosigkeit als Männer, viele Eltern berichten von ihren albtraumgeplagten oder schlafwandelnden Kindern, ältere Menschen kommen gefühlt gar nicht mehr zur Ruhe und Schichtarbeiter schlafen und leben oft gegen ihre innere Uhr.

Diese vier Bevölkerungsgruppen sind besonders oft von Schlafstörungen aller Art betroffen. Sind es die Hormone oder Alterserscheinungen? Wie wichtig ist die körperliche Entwicklung? Welche Rolle spielen die eigenen Tagesabläufe?

Zahlreiche ihrer Beschwerden bedürfen nicht unbedingt einer Behandlung, sondern gehen vorüber. Andere können mit einfachen Methoden in Eigenregie oder mit professioneller Unterstützung vom Arzt oder Psychologen angegangen werden.

Probleme Heranwachsender

Im Schlaf verarbeiten Kinder den Alltag. Albträume, Schlafwandeln oder Nachtschreie sind Ausdruck dieser geistigen Nachtarbeit. Meist entwachsen sie diesen turbulenten Phasen schnell.

Kinder brauchen Schlaf. Das weiß jeder. Je jünger sie sind, desto mehr. Während der Nachtruhe verarbeiten die Kleinen, was sie am Tag erlebt und gelernt haben. Sie wachsen und reifen wahrhaft im Schlaf. Deshalb brauchen Kinder und auch Jugendliche deutlich mehr Schlaf als Erwachsene – denn ihr Körper und ihr Geist sind noch im Aufbau. Störungen beunruhigen Eltern verständlicherweise. Viele davon sind jedoch normale Phänomene, die einfach nur zeigen: Da ist gerade viel los im Leben dieses Kindes. Das meiste davon erleben wir alle einmal, doch jedes Gehirn geht anders mit den vielen Eindrücken um. Manche schlafen seelenruhig, andere träumen schlecht, wandern umher oder schreien nachts lauthals los. Oftmals stecken hinter diesen Schlummerphänomenen normale Entwicklungsschritte. Sie wirken aber befremdlich und machen mitunter Angst.

Wie viel Schlaf braucht ein Kind?

Menschen werden nicht mit einem fertigen Rhythmus fürs Schlafen und Wachen geboren. Dieser entwickelt sich mit den Jahren. Kinder schlafen daher anders als Erwachsene. Sie brauchen deutlich mehr Ruhestunden, zu anderen Zeiten und schlummern viel tiefer als in späteren Jahren.

In den ersten Lebensabschnitten wandelt sich ihre Ruhezeit ständig – und bei jedem Kind in einem anderen Tempo. Die normalen Schlafenszeiten von Kindern in unterschiedlichen Entwicklungsphasen zu kennen hilft, bei den Sprösslingen den gesunden von ungesundem Schlaf zu unterscheiden. Zu wissen, welcher Schlaf- und Chronotyp es ist, kann bestenfalls schon erklären, warum es mehr oder weniger Schlaf braucht, früher oder später müde wird. Das ermöglicht einen gelasseneren Umgang mit dem Kinderschlaf! Haben Sie trotzdem das Gefühl, Ihr Kind schläft zu wenig, achten Sie auf Warnzeichen (siehe „Woran erkenne ich, dass mein Kind zu wenig oder schlecht schläft?", S. 48).

Die ersten Wochen und Monate

Ein Neugeborenes schläft etwa doppelt so lange wie seine Eltern. Circa 16 bis 18 Stunden schlummern Säuglinge in den ersten Wochen. Die Schlafenszeit verteilt sich dabei auf mehrere Phasen am Tag und in der Nacht und verläuft meist im Zwei-Stunden-Takt.

- **Nach einem halben Jahr** Die Kinder schlafen zunehmend längere Zeit durch, nach einem Jahr meist schon die ganze Nacht.
- **Im Kleinkindalter** Bis zum dritten oder vierten Geburtstag brauchen die meisten weiterhin ihren Mittagsschlaf. Mit der Nachtruhe zusammen sollten die Kinder dann auf etwa 12 Stunden Schlaf pro Tag kommen.
- **Im Grundschulalter** Ab der Einschulung genügen etwa 9 bis 10 Stunden Schlaf. Mittagsschlaf brauchen die meisten dann nicht mehr.
- **Die Jugendjahre** Erst zum Ende der Schulzeit haben die Kinder den Schlafbedarf eines Erwachsenen, also knapp 8 Stunden. Jugendliche tendieren jedoch dazu, abends länger wach zu sein und morgens schwer aus den Federn zu kommen. Das ist nicht willentlich so, sondern ihrer biologischen inneren Uhr geschuldet.
- **Lang- und Kurzschläfer** Schon unter Kindern lassen sich bestimmte Schlaftypen erkennen. Einige brauchen mehr Schlafstunden pro Nacht, andere weniger. Die durchschnittlichen Werte, wie viel ein Kind oder Jugendlicher in etwa schlafen sollte, treffen daher nicht auf jeden zu. So wie auch nicht alle Erwachsenen sich mit 7 Stunden pro Nacht zufriedengeben oder weniger benötigen.
- **Eulen und Lerchen** Ebenso entwickeln Kinder und Jugendliche bereits bestimmte Chronotypen: Etwa ein Drittel aller Menschen zählt zu den Eulen oder Lerchen, Abend- oder Morgentypen genannt. Sie gehen entweder wie eine Lerche früh zur Ruhe und sind morgens eher wach oder bleiben wie Eulen abends lang auf und starten am nächsten Tag auch lieber später in den Tag.

Kinder im Ehebett

Viele Kinder krabbeln nachts zu ihren Eltern ins Bett, wenn sie schlecht geschlafen haben oder wach geworden sind und nicht wieder zur Ruhe finden. Meist können sie dort schnell wieder einschlafen.

Eine dauerhafte Lösung ist das für keinen der Beteiligten. Mit der Zeit verliert das Kind dadurch wieder die Fähigkeit, allein zu schlafen. Es büßt in diesem Lebensbereich seine Selbstständigkeit ein.

Schlafmediziner raten, mit dem Kind am Tag darüber zu sprechen und zu vereinbaren, dass ein Elternteil das Kind beim nächsten Mal zurück in sein eigenes Bett bringt, etwas vorliest oder singt und dort ist, bis das Kind wieder einschlafen kann.

Je nach Alter des Kindes oder Jugendlichen werden Sie womöglich bestimmte Schlafprobleme häufiger beobachten als in anderen Entwicklungsphasen. Die gute Nachricht ist: Die meisten gehen von allein wieder weg. Die Kinder wachsen aus ihnen heraus. Aber auch anhaltende Beschwerden

Checkliste

Woran erkenne ich, dass mein Kind zu wenig oder schlecht schläft?

Wenn das schlaflose oder albtraumgeplagte Kind nicht gerade zu den Eltern ins Schlafzimmer geschlichen kommt, bekommen Eltern meist nicht unbedingt mit, was im Kinderzimmer passiert. Ob es zu wenig schläft, können sie dennoch recht schnell erkennen: an seinem Verhalten am Tag.

- ☐ **Konzentrationsprobleme.** Ihr Kind kann sich nicht mehr lange konzentrieren und ihm fallen bekannte Alltagsaktivitäten wie Hausaufgaben oder Spiele schwer.
- ☐ **Gefühlsschwankungen.** Ihr Kind ist schneller wütend, aufbrausend oder weint schneller als üblich. Es wirkt unausgeglichen.
- ☐ **Verändertes Verhalten.** Müde Kinder ziehen sich entweder stark von Freunden oder Freizeitinteressen zurück oder überdrehen deutlich. Eltern kennen das vermutlich schon von einigen Abenden, wenn es doch mal später wurde. Das Gleiche passiert umso öfter, wenn die Kinder andauernd zu wenig schlafen. Dauerhaft müde Kinder drehen dauerhaft auf.

Was kann ich tun?

- ☐ **Beobachten.** Wenn Ihr Kind am Tag deutlich auffälliger ist als bisher, überprüfen Sie, wie gut und lange es schläft. Führen Sie mit ihm gemeinsam Tagebuch.
- ☐ **Nachfragen.** Fragen Sie liebevoll nach, ob es nachts aufwacht oder nach dem Gute-Nacht-Sagen nicht einschlafen kann, ob es schlecht träumt oder Angst vor dem Schlafen hat. Meist kommen die Kinder nachts auch zu den Eltern, wenn sie nicht oder schlecht schlafen.
- ☐ **Den Tag auswerten.** Plötzliche Schlafprobleme hängen oft mit den Erlebnissen im Alltag zusammen. Das können scheinbar banale Situationen sein, die die Nacht unruhiger gestalten: eine neue Klassenlehrerin, eine Schwärmerei, ein

Streit mit Mitschülern, Aufregung im Kindergarten. Diese Situationen können Kinder im Schlaf besonders beschäftigen.

- ☐ **Hilfe suchen.** Schläft Ihr Kind mehrere Wochen lang mehrmals pro Woche deutlich schlechter als zuvor, kommt es in mehreren Nächten pro Woche zu Ihnen ins Bett gekrochen, hat es häufig und anhaltend Albträume, äußert es starke Ängste vor dem Einschlafen und können diese nicht besänftigt werden, beobachten Sie Veränderungen im Verhalten Ihres Kindes oder einen deutlichen Abfall in den Schulleistungen, dann wenden Sie sich für eine Abklärung an Ihren Kinderarzt oder einen Kinder- und Jugendpsychologen.

müssen nicht gleich auf eine körperliche oder psychische Erkrankung des Kindes oder gar auf zu wenig Fürsorge durch die Eltern hinweisen. Dahinter können mitunter ungünstige Verhaltensmuster, die sich Eltern und Kinder über die Jahre angewöhnt haben, stecken. Manche Kinder verbinden mit der Nachtruhe auch einfach negative Gefühle. Ebenso kann das Ambiente im Kinderzimmer den Schlaf behindern.

Wenn Kinder nicht ein- oder durchschlafen

Eines von fünf Kindern kann abends nicht einschlafen oder wacht nachts aus dem Schlaf mehrfach auf. Nicht immer bekommen Eltern das mit. In der Kölner Kinderschlafstudie berichteten die 800 befragten Kinder deutlich häufiger von ihren Schlafproblemen als die Eltern.

Dass Kinder wach im Bett liegen oder immer wieder aufwachen, kann viele Gründe haben. Ob Kind oder Erwachsener: Wir können nur einschlafen, wenn wir uns wohlfühlen. Oftmals sind es Kleinigkeiten, die für Unbehagen sorgen oder von der Nachtruhe abhalten: zu viel Lärm von den Nachbarn, zu wenig frische Luft, zu helles Licht von den Straßenlaternen, ein Geschwisterkind, das sich im Schlaf viel bewegt oder besonders laut atmet. Wer die Tipps zur Schlafhygiene für Kinder (siehe „Perfektes Schlummerland" und „Ab ins Bett!", S. 51/52) befolgt, kann oftmals schon sehr schnell das Problem lösen. Helfen diese Maßnahmen nicht oder kann Ihr Kind schon seit mindestens einem Monat an drei oder mehreren Nächten in der Woche nicht ein- oder durchschlafen und leidet darunter, dann suchen Sie professionelle Hilfe auf.

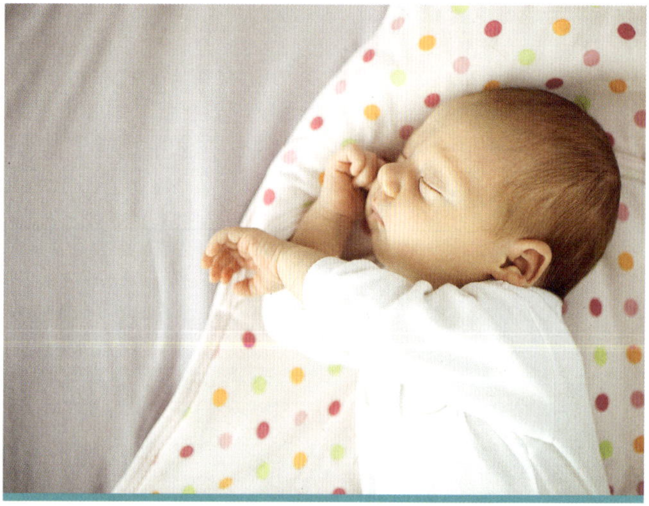

Wenn die Kinder einfach nicht schlafen wollen, hat das manchmal weniger offensichtliche Gründe. „Ich will aber nicht ins Bett" ist ein Satz, der vielen Eltern sicherlich bekannt vorkommt. Dahinter steckt nicht unbedingt der Versuch, Grenzen auszutesten oder die Eltern zu ärgern. Manche Kinder haben schlicht Angst vor der Nachtruhe. Auch das hängt mit ihrer Entwicklung zusammen. Zum einen müssen sie sich wegen des Schlafs von den Eltern trennen. Einigen fällt das nicht leicht, wenn sie es nicht schon durch die Kita gewohnt sind. Zum anderen: Umso älter Kinder werden, desto selbstständiger gehen sie durch die Welt. Sie lernen allein zu laufen, sie können sprechen und viele Dinge, die sie machen wollen, auch endlich ohne fremde Hilfe umsetzen. Wenn sie abends ins Bett gehen, müssen sie diese Eigenständigkeit jedesmal wieder aufgeben. Dicke Tränen kullern dann mitunter, wenn es heißt „Zeit für die Nachtruhe". Die Kinder versuchen dann das „Augen-Zumachen" hinauszuschieben. Sie bitten um eine weitere Geschichte, noch ein Lied oder etwas zu trinken.

Wichtig ist es dann, liebevoll zu bleiben, aber nicht nachzugeben: „Eine Geschichte war abgemacht, dabei bleibt es auch. Bitte schlaf jetzt." Bereits eine Lieblingsdecke oder ein Plüschtier, das in der Nacht über das Kind wacht, kann ängstliche Kinder beruhigen. Die Kinder lernen, sich damit allein zu beruhigen. Mutter oder Vater müssen nicht mehr stundenlang am Bett sitzen und Händchen halten.

Es fällt dem Kind zudem leichter, das Zubettgehen zu akzeptieren, wenn es regelmäßig und möglichst immer gleich abläuft. Entwickeln Sie gemeinsam mit Ihrem Kind ein individuelles Einschlafritual (siehe „Ab ins Bett!", S. 52), das jeden Abend die Nachtruhe einläutet. Hüpft das Kind trotzdem immer wieder aus seinen Federn, kann es helfen, ihm eine kleine Belohnung anzubieten, wenn es fortan im Bett bleibt. Das kann eine süße Kleinigkeit zum Frühstück sein, ein besonderes Pausenbrot oder eine kleine Spielfigur. Hat das Kind allerdings besonders starke Ängste vor oder anhaltende Probleme mit dem Einschlafen, sollten Sie professionelle Unterstützung suchen. Der erste Ansprechpartner ist der Kinderarzt. Sie können sich aber auch an einen Kinderpsychologen oder Schlafmediziner wenden.

Warum Babys nachts weinen

Säuglinge wie Erwachsene wachen in der Nacht etwa alle zwei Stunden ganz kurz auf. Das ist ein Sicherheitsmechanismus, der noch aus Urzeiten in unserem Körper verankert ist. Unseren Vorfahren diente er dazu, regelmäßig zu prüfen, ob keine Gefahr besteht. Auch heute noch läuft er Nacht für Nacht ab: Ist um uns herum alles wie beim Einschlafen, dösen wir wieder weg und können uns am nächsten Morgen meist nicht an den nächtlichen Sicherheitscheck erinnern. Hat sich etwas verändert, wachen wir richtig auf.

Ein Ablauf, mit dem wir geboren werden. Wacht ein Säugling also durch den körpereigenen Security-Modus nachts auf und hat nicht mehr wie beim Einschlafen die Milchflasche am Mund oder liegt nicht mehr in den Armen der Mutter, schläft es nicht gleich wieder ein, sondern wird komplett wach – und weint. Denn sein Körper meldet: Es ist etwas anders, Gefahr ist im Verzug.

▸ Wie Sie reagieren können

Sehen Sie nach, ob das Kind nicht doch eine neue Windel benötigt oder es vielleicht etwas geweckt hat wie Stoff im Gesicht oder Ähnliches. Lassen Sie dabei das Licht aus und nehmen Sie es möglichst nicht aus seiner Wiege. Ist es Zeit zum Stillen, halten Sie

Checkliste

Perfektes Schlummerland

- ☐ **Das Zimmer.** Das Zimmer sollte in den Abend- und Nachtstunden ruhig sein. Grelle Lampen ausschalten und Vorhänge zuziehen. Zum Einschlafritual genügt eine Nachttischlampe. Lüften Sie vor dem Schlafengehen. Bei frischer Luft und 16–18 °C Raumtemperatur schläft es sich am besten. Im Kinderzimmer ist Rauchen tabu.
- ☐ **Das Bett.** Das Bett sollte bequem sein und nur fürs Schlafen genutzt werden. Nicht mit dem Laptop, für Hausaufgaben, zum Toben aufs Bett gehen. Schicken Sie Ihre Kinder auch nicht zur Strafe auf oder in ihr Bett.
- ☐ **Ganz am Anfang.** Säuglinge sollten auf dem Rücken gebettet werden, nicht auf dem Bauch. Verwenden Sie keine Felle oder Kissen als Unterlage. Statt einer Decke eignen sich Kinderschlafsäcke. Verzichten Sie auf eine Kopfbedeckung und Nachtkleidung mit Kordeln.

Checkliste

Ab ins Bett! Wie die Nachtruhe gelingt

- ☐ **Action am Tag.** Der Grundstein für eine erholsame Nacht wird schon lange vor dem Zudecken und Augenschließen gelegt: Sorgen Sie den gesamten Tag für viel Bewegung vor allem an der frischen Luft sowie Anregung für den Geist des Kindes. Das gemeinsam fördert die Müdigkeit am Abend.
- ☐ **Ruhe am Abend.** Um den Übergang zur Nachtruhe zu erleichtern, sollten die Kinder eine Stunde vor dem Schlafengehen nicht mehr toben oder besonders bewegungsreiche Spiele spielen. Kurz vor dem Schlafen ungünstig für Kinder und Jugendliche ist: Fernsehen, den Computer benutzen oder an anderen digitalen Geräten spielen oder Filme gucken. Die Inhalte könnten sie zu sehr aufwühlen. Das Licht der Bildschirme fördert zudem die Wachheit.
- ☐ **Ohne Mittagsschlaf.** Für kleine Kinder ist er ein Muss. Ab dem Grundschulalter brauchen die meisten Kinder allerdings schon keinen Mittagsschlaf mehr. Die Ruhe in der Nacht genügt in der Regel. Das Nickerchen am Tag kann ab einem bestimmten Alter dazu führen, dass die Kinder abends nicht müde sind und dann nicht gut einschlafen können.
- ☐ **Essen und Trinken.** Kinder sollten nicht hungrig oder durstig zu Bett gehen, aber auch nicht vollgefuttert und mit gefüllter Blase. Abendessen und trinken möglichst nicht weniger als eine Stunde vor dem Schlafen. Leichte Kost wird empfohlen. Unbedingt vermeiden: koffeinhaltige Getränke wie Cola oder Eistee.
- ☐ **Regelmäßigkeit und Rituale.** Feste Weck- und Zubettgehzeiten sorgen für Routine, an die sich das Kind gewöhnen kann. Ein Schlafritual hilft zusätzlich. Diese 15 bis 30 Minuten dienen dazu, das Kind auf die Nachtruhe einzustimmen. Waschen und Zähne putzen kann der Beginn davon sein. Bei gedämmtem Licht ein leises Hörspiel, gemeinsames, leises Singen oder eine vorgelesene Geschichte, während das Kind schon

im Bett liegt, können den Kern des Rituals bilden. Achtung: keine Gruselgeschichten. Ein Gute-Nacht-Kuss oder eine liebevolle Umarmung können den Abschluss bilden.

- **Abendritual nicht ausdehnen.** Nach dem Abschluss des Rituals konsequent bleiben: Licht aus, Augen zu. Keine Getränke, keine Snacks oder weitere Lieder oder Geschichten mehr. Denn meist sind das nur die Versuche, die Nachtruhe noch etwas hinauszuzögern.
- **Einschlafhilfe.** Musik, Hörspiele sowie die Eltern sollten keine Einschlafhilfe sein, die bleibt, bis das Kind schläft, sondern nur auf die Nachtruhe einstimmen. Eine Kuscheldecke oder ein Plüschtier können hingegen beim Einschlafen helfen. Das Kind kann sich daran oder darin einkuscheln. Auch ein Lieblingsschlafanzug kann das Einschlafen erleichtern.
- **Entspannen.** Kommt das Kind nur schwer zur Ruhe, können Entspannungsübungen helfen. Kinderärzte kennen geeignete Angebote und Anleitungen. Im Service-Teil finden Sie zudem Literatur zum Thema.
- **Kein Straf-Schlaf.** Schlafen sollte keine Strafe sein, sondern mit guten Gefühlen verbunden werden. Deshalb Sätze wie „Wenn du nicht artig bist, gehst du ins Bett" vermeiden.

das Licht gedämpft, sprechen Sie leise, machen Sie alles in Ruhe und ohne mit dem Kind zu spielen.

▸ Ist vorbeugen möglich?

Schlafmediziner raten davon ab, das Neugeborene immer auf dem Arm, mit einer Flasche Milch oder während der Fahrt mit dem Kinderwagen einschlafen zu lassen. Es gewöhnt sich daran und kann später nicht mehr ohne diese Umstände einschlafen – und wenn es dann allein im Bett erwacht, schaltet sich seine innere Alarmanlage an.

Schreie aus dem Kinderzimmer

Während das Kind nachts ruht, ist in seinem Gehirn Hochbetrieb. Nervenzellen kommunizieren, verschalten sich neu. Die Nachtschicht im Gehirn wird dabei oft von außen sichtbar. Albträume, Schlafwandeln sowie das nächtliche Aufschrecken sind in bestimmten Entwicklungsphasen eines Kindes nicht ungewöhnlich. Zwischen drei und sechs Jahren schlafwandeln etwa ein Drittel aller Kinder mindestens einmal, ebenso viele schrecken mindestens einmal nachts lauthals schreiend hoch und etwa gleich viele Kinder haben in dieser Zeit mehrfach Albträume erlebt. Spätestens mit Beginn der Pubertät verfliegen die nächtlichen Phänomene von allein oder treten nur nochx sehr selten auf. Auch wenn meist kein Grund zur Sorge besteht, sollten Eltern unruhige Nächte des Kindes ernst nehmen und beobachten – aber nicht in Panik verfallen. Meist deuten sie eben auf einen normalen Verarbeitungsvorgang hin, manchmal aber auch auf Stress am Tag, Schlafmangel oder eine Erkältung und nur selten sind sie Ausdruck schwerer Probleme oder Erkrankungen. Typische Auslöser für die nächtliche Aktivität: ein neues Geschwisterchen, ein Umzug oder Zank mit Freunden. Verändern sich also gerade Dinge im Leben des Kindes oder ist generell morgens bis abends viel los, kann es auch nachts im Kinderbett unruhig zugehen. Aber auch Fieber kann Albträume oder Schlafwandeln auslösen. Gehen die Symptome zurück, verschwinden die nächtlichen Phänomene.

Jedes siebte Kind im Grundschulalter hat wiederkehrende Albträume. In diesem Alter haben sie Hochkonjunktur in Kinderköpfen. Böse Monster, gemeine Ganoven oder der Tod eines geliebten Mitmenschen: Die Kinder schrecken mitten in der Nacht schweißgebadet und verstört aus dem Horrorfilm in ihrem Kopf hoch. Die Gruselträume können sehr realistisch wirken. Kleinen Kindern fällt es zudem besonders schwer, zu erkennen, dass das eben Erlebte nicht wirklich stattfand. Sie brauchen dann tröstende Eltern, die sie in ihrer Angst auffangen und versichern, dass das Kind hier sicher ist und es nur geträumt hat. Am nächsten Tag hilft es, zum einen das Kind zu fragen, ob es sich überhaupt an den Traum erinnert. Wenn nicht, lassen Sie das Thema ruhig ruhen. Sonst suchen Sie mit ihm gemeinsam nach einem positiven Ende für den Traum und sprechen Sie dieses mit dem Schützling durch. Mitunter baut das Kind dieses gute Ende beim nächsten Mal in seinen Traum ein. Manchen Kindern fällt es leichter, diesen neuen Traumverlauf aufzumalen. Mit dem Kind über seinen Alltag, mögliche Probleme mit anderen oder Konflikte zu sprechen, kann bösen Träumen vorbeugen.

→ Nachtaktive Kinder

Schlafwandeln tritt im ersten Drittel der Nacht auf. Die Kinder stehen auf, gehen herum als ob sie wach wären. Sie erinnern sich morgens nicht daran. Der **Nachtschreck** tritt primär im ersten und zweiten Drittel der Nacht auf. Die Kinder schrecken mit einem Schrei und starker Angst hoch. Sie erinnern sich morgens nicht daran. **Albträume** treten im letzten Drittel der Nacht auf. Die Kinder erleben realistisch wirkende angstmachende Träume, wachen daraus erschrocken auf und können sich am nächsten Morgen daran erinnern.

Gelegentliche Albträume sind kein Grund zur Sorge. Schreckt Ihr Kind aber über längere Zeit mehrmals pro Woche nachts aus solchen Träumen hoch oder entwickelt es durch die Albträume eine ausgeprägte Angst davor, einzuschlafen, sollten Sie einen Kinderarzt, Kinderpsychologen oder Schlafmediziner konsultieren.

Auch das Schlafwandeln kommt in einer bestimmten Entwicklungsphase der Kinder gehäuft vor, meist zwischen dem vierten und siebten Lebensjahr. In stressigen Zeiten, bei schweren Erkältungen oder durch Schlafmangel kann das Phänomen ebenfalls begünstigt werden. Einige wandeln auch als Erwachsene noch nachts durch die Flure. Das ist dann meist genetisch bedingt und wird ebenfalls durch Stress am Tag ausgelöst. Ob klein oder groß: Die Nachtwanderer laufen meist sogar mit offenen Augen durch die Wohnung, können sich aber am nächsten Tag nicht daran erinnern. Sie befinden sich in einer besonders ausgeprägten Tiefschlafphase – und können nur schwer geweckt werden.

Tritt das Phänomen häufiger auf, sollten Vorsichtsmaßnahmen vorgenommen werden, um zu vermeiden, dass sich das Kind verletzt. Ein ebenerdiges Bett ist für schlafwandelnde Kinder daher ein Muss. Achten Sie abends auf einen freigeräumten Boden, damit weder das Kind noch Sie über Spielzeug stolpern. Wenn jemand im Haushalt schlafwandelt, sollte man frühzeitig weitere mögliche Gefahrenquellen beseitigen: Türen abschließen, damit er oder sie nicht das Haus verlässt; Fenster schließen; Treppen durch ein Gitter versperren. Treffen Eltern ihr Kind während des Wandelns an, sollten sie es nicht wecken, sondern ruhig zu seinem Bett zurückbegleiten.

Einige Kinder schrecken nachts mit einem lauten Schrei aus dem Schlaf hoch, verspüren sichtlich enorme Angst und fallen dann aber wieder in einen Tiefschlaf. An den Nachtschreck können sie sich am nächsten Morgen nicht erinnern. Sie befinden sich wie Schlafwandler während des Schrecks im Tiefschlaf und lassen sich nur schwer wecken. Das ist aber auch selten nö-

---

In der Pubertät verstellt sich der Schlaf-Wach-Rhythmus. Jugendliche sind abends länger fit, aber brauchen morgens, um in die Gänge zu kommen. Um einen Schlafmangel zu verhindern, lohnt es sich zu verhandeln. Machen Sie zwei bis drei Abende pro Woche aus, an denen um 22 Uhr Schlafenszeit ist. Ein Nickerchen tagsüber sollte nicht länger als 30 Minuten dauern und nicht zu nah zum Abend liegen.

tig, denn die Kinder finden nach wenigen Minuten selbst wieder zur Ruhe. Berührungen wehren die hochgeschreckten Kinder meist energisch ab. Einige schlagen auch während des Schrecks um sich.

Von Atemstörung bis Schmerzen

Kinder schnarchen selten. Wenn doch, liegt das meist an einer ungünstig gewachsenen Nasenscheidewand oder zu viel Gewebe im Rachenbereich. Auch vergrößerte Rachenmandeln und Übergewicht können zu nächtlichen Geräuschen führen. Kommen Atemaussetzer hinzu, ist das ernst zu nehmen. Die Atmung setzt dabei im Schlaf immer wieder für einige Sekunden komplett oder teilweise aus. Der Körper wird dann vorübergehend unzureichend mit Sauerstoff versorgt und aus dem Tiefschlaf gerissen. Die Kinder erwachen mehrfach in der Nacht, bekommen das aber nicht bewusst mit. Am Folgetag sind sie dennoch besonders müde. Übergewicht, aber auch zu große Mandeln können zu den Atemgeräuschen sowie zur obstruktiven Schlafapnoe, den Aussetzern, führen.

Schmerzen etwa im Bauch oder von einer Verletzung, aber auch chronische Erkrankungen wie Neurodermitis oder Koliken können Kindern ebenso den Schlaf rauben oder ihn weniger erholsam machen.

Auch Jugendliche brauchen Ruhe

Hat sich das Schlafverhalten in den Kinderjahren endlich eingepegelt, gerät es spätestens mit Beginn der Pubertät noch einmal aus den Fugen. Jugendliche zieht es etwa ein bis zwei Stunden später ins Bett. Gleichzeitig benötigen sie meist trotzdem acht bis neun Stunden Schlaf. Nach deutlich weniger Stunden klingelt morgens jedoch für die meisten der Wecker. Viele Jugendliche leiden daher unter Schlafmangel, den sie am Wochenende nicht immer ausgleichen können. In diesem Alter ist das jedoch genauso kritisch wie in jungen Kinderjahren, denn noch laufen während des Schlafs viele Entwicklungsprozesse ab.

Einzigartig: Schon früh zeigen sich Unterschiede im Schlafverhalten bei Kindern. Die einen schlafen ruhig und problemlos ein, die anderen treibt vieles um. Haben Sie Geduld, beobachten Sie Veränderungen und achten Sie auf eine gesunde Schlafumgebung. Bis ins Jugendalter ist ausreichend Schlaf auch für die Entwicklung essenziell.

Unruhige Nächte im Alter

Wie unser Körper ist auch unser Schlaf im ständigen Wandel. Vor allem im Alter verändert er sich noch einmal drastisch. Viele Senioren klagen dann über Schlafstörungen.

Im Alter verändert sich vieles, auch der Schlaf. Ältere benötigen zwar nicht, wie oft angenommen, weniger Schlaf, sondern wie alle anderen Erwachsenen zwischen 6 und 8 Stunden. Dennoch schlafen sie anders als noch mit Mitte 30 – und klagen deutlich häufiger als Jüngere über Schlafbeschwerden. Die meisten davon lassen sich mit einfachen Methoden beheben.

Häufig hilft es schon, mehr über die Eigenheiten des Schlafs im späteren Lebensabschnitt zu wissen. Die Fakten: In der zweiten Lebenshälfte schläft man nicht mehr so tief wie in jüngeren Jahren. Das kann zur Folge haben, dass Sie sich morgens nicht mehr so frisch und ausgeruht fühlen wie früher.

Das hat zwei Gründe: Zum einen wird man durch den oberflächlicheren Schlaf nachts leichter und daher öfter mal wach. Der Tiefschlaf ist zudem die Phase, in der sich der Körper erholt und Kraft tankt. Wird dieser wie im Alter weniger und der Schlaf generell öfter unterbrochen, fühlen sich viele auch nach sieben bis acht Stunden Schlaf morgens nicht ausgeruht. Zusätzlich fällt es einigen schwerer, einzuschlafen, weil körperliche Beschwerden sie wach halten oder sie unausgelastet und deshalb nicht müde genug sind, zu Bett zu gehen.

Ebenso verändert sich im Alter meist der Schlafrhythmus. In fortgeschrittenen Jahren werden Menschen früher müde als bisher. Um 19 Uhr werden bei manchen schon die Augen schwer, einige liegen um 20 Uhr im Bett – und wachen nachts um drei oder vier Uhr auf. Sie haben dann ausgeschlafen, empfinden das jedoch nicht so – weil es schließlich mitten in der Nacht ist. Auch hier kann Schlaffrust entstehen. Doch egal welches Alter, Schlafenszeiten lassen sich einüben. Unterstützen kann dabei eine Lichttherapie. Die tageslichthelle Beleuchtung hält abends länger wach.

Schlechter Schlaf beginnt im Kopf – auch im Alter. Die zahlreichen Veränderungen im späteren Lebensabschnitt belasten manche mehr als andere. Der Rentenbeginn und damit auch das Ende des Arbeitslebens verunsichert. Eventuell ist der Umzug in eine Senioreneinrichtung nötig. Immer öfter sterben Freunde oder Nahestehende. Die sozialen Kontakte und Aktivitäten werden weniger, auch weil der eigene Körper nicht mehr alles mitmacht. Nicht verwunderlich, dass viele Ältere nachts im Bett wach liegen

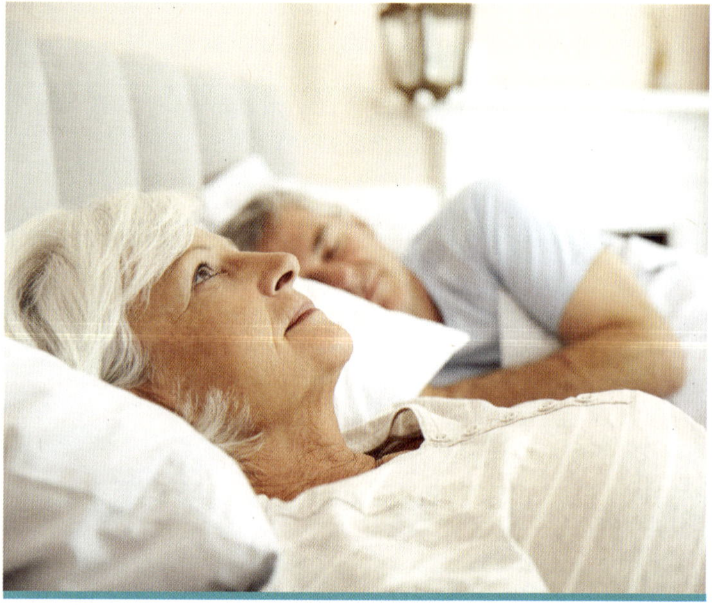

und über all die Verluste und Neuerungen in ihrem Leben nachdenken. Das Grübeln über all die Veränderungen und Verluste, Ängste und Sorgen rauben ihnen mitunter den Schlaf.

Solche schlafraubenden Gedankenschleifen lassen sich mit ein paar einfachen Übungen unterbrechen. Sie können diese allein ausprobieren oder, wenn das nicht hilft, gemeinsam mit einem Schlafspezialisten einüben. Sind Ihre negativen Gedanken sehr stark, rauben Sie Ihnen nicht nur den Schlaf, sondern auch das Interesse am Leben, fühlen Sie sich hoffnungslos und matt, dann sprechen Sie mit Ihrem Hausarzt, einem Psychotherapeuten oder Psychiater darüber. Womöglich haben Sie eine Depression oder laufen Gefahr, daran zu erkranken.

Sollten die Veränderungen im Schlafrhythmus und der Qualität der Nachtruhe sehr stark und belastend sein, sollten Sie Rücksprache mit Ihrem Hausarzt halten. Ausgeprägte Abweichungen können in manchen Fällen auch ein Hinweise auf eine Demenz oder andere ernsthafte gesundheitliche Probleme sein. Diese zu behandeln, verbessert dann nicht nur den Schlaf, sondern das allgemeine Wohlbefinden.

Wenn der Körper Schlaf verhindert

Es zieht hier und zwickt dort: Vor allem Schmerzen stören den Schlaf. Mit den Jahren nehmen körperliche Beschwerden jeder Art zu und halten viele ältere Menschen vom Schlaf ab. Typische Alterserscheinungen erschweren eine ruhige Nacht.

Die Beckenbodenmuskulatur etwa wird schwächer. Die Folge: Die Blase drückt öfter – auch nachts. Ältere klagen daher häufig darüber, nachts wach zu werden, weil sie auf Toilette müssen. Nicht alle schaffen es rechtzeitig ins Bad. Viele schämen sich jedoch, darüber zu sprechen. Tatsächlich gibt es aber einige unkomplizierte Möglichkeiten, eine Harninkontinenz zu behandeln. Sprechen Sie mit Ihrem Hausarzt. Der kann Ihnen etwa ein Blasentraining oder Physiotherapie zur Stärkung der zu schlaffen Muskulatur im Beckenboden verschreiben. Zwei Tipps, die Sie außerdem beherzigen sollten, um nachts mehr Ruhe zu haben: Trinken Sie vor allem über den Tag reichlich, zur Nacht nur noch wenig. Suchen Sie zudem direkt vor dem Schlafengehen noch einmal die Toilette auf.

Ältere Menschen neigen zudem deutlich häufiger zum Schnarchen und zu Atemaussetzern (siehe „Atemnot", S. 89). Durch die Veränderungen im Stoffwechsel nehmen Senioren oft an Gewicht zu, was die beiden Atemstörungen im Schlaf begünstigt. Die Muskulatur im Rachen erschlafft zudem leichter als noch in jungen Jahren. Die Luft muss sich nun öfter auch bei denjenigen lautstark ihren Weg durch die Luftröhre bahnen, wo das zuvor noch problemlos ging. Bei jedem Vierten über 60 Jahre stockt im Schlaf der Atem für mehrere Sekunden – und das mehrmals in der Nacht. Die Folge: Der Körper wird sekundenlang nicht mit Sauerstoff versorgt, wacht aus Atemnot immer wieder kurz auf. Die Betroffenen kriegen das selten bewusst mit, morgens fühlen sie sich jedoch unausgeschlafen, tagsüber oft müde. Mehr dazu und zur Therapie auf S. 90.

Ein anderes häufiges Leiden im Alter: ruhelose Beine. Das Restless-Legs-Syndrom kommt bei Älteren deutlich häufiger vor. Die Beine kribbeln unaufhörlich. Ruhig im Bett zu liegen, ist für die Betroffenen sehr unangenehm. Woher die Symptome kommen und was Sie dagegen tun können, lesen Sie im Kapitel „Wenn die Beine nicht zur Ruhe kommen" ab S. 93.

Der Tag macht die Nacht

Der Beginn der Rente und das Ende der Arbeitsjahre ist für manche ein Segen, bringt aber auch viel Neues mit sich – und vor allem viel freie Zeit. Wer abends Probleme hat, einzuschlafen, kann das vielleicht schon beheben, indem er seinen Alltag aktiver gestaltet. Wer sich am Tag geistig und körperlich auf Trab hält, schläft auch besser ein. Der Körper ist dann ausgelasteter und abends wirklich müde.

Das Nickerchen zur Mittagszeit kann ebenfalls das Einschlafen am Abend beeinträchtigen – weil der Körper am Abend noch vom Mittag ausgeruht ist. Wer trotzdem nicht auf die Mittagsruhe verzichten möchte, dem empfehlen Schlafexperten, bestimmte Regeln einzuhalten (siehe „Der perfekte Mittagsschlaf", S. 60).

Was Sie tun können

Welche Beschwerden auch immer Sie vom erholsamen Schlafen abhalten: Besprechen Sie diese mit Ihrem Haus- oder dem behandelnden Facharzt. In vielen Fällen hilft es bereits, körperliche Beschwerden oder psychische Probleme, die den Schlaf beeinträchtigen, zu behandeln. Werden diese gezielt behandelt, schlafen Sie womöglich auch wieder besser.

Sind sie nicht die Ursache der Schlafstörungen, gibt es einige Hilfestellungen, die Sie allein ausprobieren können sowie unter professioneller Anleitung (siehe „Selbst etwas verändern", S. 97). Die einfachen Regeln der Schlafhygiene zu befolgen, kann den Schlaf in der Nacht ganz ohne Arznei verbessern. Und: Manchmal kann schon eine bessere Matratze das Leid nehmen. Sie sollte möglichst bequem sein und keine störenden Geräusche machen, wenn man sich bewegt.

Medikamente sollten generell bei Schlafbeschwerden als letzte Möglichkeit gesehen werden, die Probleme in den Griff zu bekommen. Vor allem für Ältere sind Schlafmittel wie Benzodiazepine und sogenannte Z-Medikamente, also Schlafpräparate, deren Wirkstoffe mit dem Buchstaben Z beginnen, gefährlich. Speziell ihre Nebenwirkungen: Der Gang wird durch die Mittel unsicherer, das Risiko, zu stürzen, steigt. Die Medikamente schränken zudem vielmals die geistigen Fähigkeiten ein und können Inkontinenz begünstigen. Wer nachts bereits unter Atemstörungen leidet, verstärkt diese durch Schlafmittel. Atemaussetzer können dadurch häufiger werden und länger dauern. Die Medikamente können zudem abhängig machen.

Alternative Arzneien, die den Schlaf fördern, sind Baldriantropfen, Melisse oder Lavendel als Tropfen oder Tee.

Checkliste

Der perfekte Mittagsschlaf

Wer die Möglichkeit hat und nicht auf sein Nickerchen am Mittag verzichten möchte, sollte sich möglichst an ein paar einfache Regeln halten, dann ist der Mittagsschlaf erholsam und beeinträchtigt nicht die Nachtruhe.

- ☐ **Regelmäßig.** Halten Sie Ihren Mittagsschlaf möglichst immer zur gleichen Uhrzeit am Tag ab, der Körper gewöhnt sich an den Rhythmus.
- ☐ **Rechtzeitig.** Legen Sie sich nicht zu spät zum Mittagsschlaf hin. Zum Schlafengehen am Abend sollten mindestens noch vier Stunden Zeit sein. Idealerweise findet die Ruhe zwischen 13 und 15 Uhr statt, da haben die meisten Menschen von Natur aus ein Leistungstief.
- ☐ **Kurzzeitig.** Die Mittagspause sollte kurz sein. Eine halbe Stunde genügt in der Regel.

Frauen und die Nachtruhe

Frauen leiden deutlich häufiger unter Schlafproblemen als Männer. Die Ursachen sind oft nicht klar, die Behandlungsmöglichkeiten schon.

Frauen und Männer unterscheiden sich in vielen Dingen – auch im Schlafverhalten. Wenn Frauen ausschlafen können, ruhen sie bis zu zwei Stunden länger und schlafen deutlich tiefer als die Männer. Dennoch fühlen Frauen sich repräsentativen Erhebungen zufolge morgens seltener erholt als das andere Geschlecht. Zugleich leiden sie öfter an Schlafstörungen: Knapp 14 von 100 Frauen schlafen schlecht ein, bei den Männern nur 9 von 100. Jede vierte Frau kann nicht durchschlafen, bei den Männern betrifft das nur jeden fünften.

Wissenschaftler können nicht genau erklären, womit das zusammenhängt. Ein Wechselspiel aus hormonellen Veränderungen im Lebensverlauf, psychologischen Belastungen und körperlichen Voraussetzungen ist denkbar. So gibt es Hinweise darauf, dass je nach Zyklusphase die nächtliche Ruhe verändert ist. In bestimmten Lebensabschnitten steigt außerdem das Risiko für Schlafbeschwerden. Besonders drastisch wandelt sich der Schlaf bei manchen Frauen während einer Schwangerschaft oder auch mit Beginn der Menopause.

Nicht selten ist das an psychische Probleme gekoppelt. Frauen erkranken in den Jahren zwischen der ersten Regelblutung und den Wechseljahren am häufigsten an einer Depression. Aber auch im mittleren und fortgeschrittenen Alter ist es nicht ungewöhnlich, wenn Frauen plötzlich über depressive Verstimmungen klagen. Diese können ebenso Schlafprobleme mit sich bringen oder auch durch die nächtlichen Beschwerden entstehen.

Der Zyklus und die Nachtruhe ...

Bisher gibt es keine wissenschaftlichen Befunde, die eine handfeste Verbindung zwischen Schlafstörungen und dem Zyklus oder dem Hormonspiegel der Frau herstellen. Dennoch gibt es Studien, die zeigen, dass Frauen kurz nach ihrem Eisprung häufiger nachts aufwachen, intensiver träumen und am Tag eher müde und erschöpft sind. Auch können Beschwerden in der Woche vor der Monatsblutung wie Anspannung oder Gefühlsschwankungen das Ein- und Durchschlafen beeinträchtigen. Zu Beginn der Menstruation leiden viele Frauen unter Schmerzen im Unterbauch und Unwohlsein, was ebenso die nächtliche Ruhe vorübergehend verhindern kann. Dennoch: Bei gesunden Frauen fanden Schlafforscher keine Häufung von menstruationsbedingten Schlafproblemen.

Auf lange Sicht können Sie diese Probleme durch Veränderungen im Lebensstil und schlafhygienische Maßnahmen in den Griff bekommen.

Ausnahmezustand Schwangerschaft und Muttersein

Eine Schwangerschaft beeinflusst das Bedürfnis nach Ruhe und Schlaf. Viele schwangere Frauen brauchen mehr davon und sind zudem tagsüber eher müde. Forscher vermuten, dass das mit dem gesteigerten Progesteron-Level im Körper der Frauen zusammenhängt. Das Hormon fördert die Schläfrigkeit. Im Verlauf der Schwangerschaft fällt es Frauen gleichzeitig immer schwerer, richtig ein- oder durchzuschlafen. Auch das ist normal.

Im ersten Drittel verbringen sie meist mehr Stunden als vorher mit Schlafen, zum Ende der Schwangerschaft verkürzt sich die Nachtruhe hingegen immer mehr. Zahlreiche Frauen empfinden ihren Schlaf dann nicht mehr als erholsam.

Untersuchungen bestätigen: Vor allem im letzten Drittel schlafen die Schwangeren nicht allzu tief und wachen häufiger nachts auf. Ob der veränderte Hormonhaushalt daran schuld ist, ist bislang nicht geklärt. Sicher ist aber, dass viele Frauen nachts aufwachen, weil der wachsende Fötus auf die Blase drückt und sie nun nachts öfter auf die Toilette müssen. Ebenso finden sich in der Schwangerschaft häufiger folgende Störenfriede ein: Wadenkrämpfe, Rückenschmerzen, Sodbrennen und vermehrte Albträume oder unruhige Beine (Restless-Legs-Syndrom). Die meisten davon vergehen von allein oder lassen sich beruhigen; Massagen, magenberuhigende Mittel, Entspannungsübungen oder weniger Stress am Tag lindern einzelne der typischen Beschwerden.

→ Schonen und schlafen

Die Schwangerschaft ist für Frauen und ihren Schlafrhythmus eine turbulente Zeit. Den Schlaf, den der Körper fordert, sollten Sie Ihrem Körper möglichst immer geben – für Ihr und das Wohl des Kindes. Das gilt auch für die Wochen nach der Entbindung. Bei Schlafproblemen raten Experten, auf Schlafmittel zu verzichten und stattdessen vor allem Verhaltenstipps zu beherzigen. Den Stress am Tag zu reduzieren, kann das Einschlafen erleichtern, Entspannungsübungen für die Muskulatur fördern den Schlaf.

Mehr Aufmerksamkeit sollten Frauen allerdings ihrer Atmung in der Nacht schenken: Nächtliche Atemstörungen sind während der Schwangerschaft nicht ungewöhnlich. Bis zu vier von zehn Schwangeren schnarchen, vor allem gegen Ende der neun Monate. Einige entwickeln auch eine obstruktive Schlafapnoe, bei der ihre Atmung im Schlaf immer wieder für einige Sekunden komplett oder teilweise aussetzt. Diese Atemaussetzer sind ernst zu nehmen. Denn der Körper wird dann vorübergehend unzureichend mit Sauerstoff versorgt, aus dem Tiefschlaf gerissen und die Betroffenen erwachen zigfach in der Nacht, oft ohne das bewusst mitzubekommen. Am Folgetag sind sie besonders müde und schlafen schnell bei monotonen Tätigkeiten oder in Ruhesituationen ein (siehe „Wie müde sind Sie am Tag?", S. 91). Regelmäßiges Schnarchen und die Apnoe sind außerdem eng verknüpft mit Herz-Kreislauf-Erkrankungen. Vor allem die Atemaussetzer könnten unter Umständen die Entwicklung des Fötus beeinträchtigen. Aussagekräftige Studienbefunde gibt es dazu noch zu wenig. Bei einem Verdacht auf solche Atemstörungen in der Nacht sollten Sie dennoch einen Arzt konsultieren.

Besonders schlafraubend sind die ersten Wochen nach der Entbindung. Im Vergleich zu den Schwangerschaftsmonaten schlafen Frauen in den drei Monaten nach der Geburt am wenigsten, wie eine finnische Untersuchung mit mehr als 300 Müttern vor und nach der Entbindung zeigte. Neugeborene wachen nachts häufig auf, die Mutter muss dann meist aus den Federn, um zu stillen oder zu füttern. Die gute Nachricht: Viele der frischgebackenen Mütter konnten nun trotzdem besser durchschlafen als noch im letzten Schwangerschaftsdrittel. Ihr Schlaf fühlte sich wieder kraftspendender an. Nach der Geburt verflüchtigt sich das Schnarchen bei der Mehrheit wieder, ebenso sind Atemaussetzer und Restless-Legs dann oftmals passé.

Belastende Wechseljahre

Mit zunehmendem Alter verändert sich der Körper und folglich auch der Schlaf – bei Männern wie Frauen (siehe „Unruhige Nächte im Alter", S. 57). Dennoch nehmen gerade bei Frauen in späteren Lebensabschnitten die Schlafprobleme zu. Die Nachtruhe wird oberflächlicher und sie schlafen seltener durch. Klagt mit Ende 30 etwa jede

---

Vorsicht vor Hormonbehandlung, sie ist ein großer Schritt und sollte nicht leichtfertig gemacht werden. Die Behandlung mit Östrogenen oder einer Östrogen-Progesteron-Kombination kann starke Nebenwirkungen haben. Sprechen Sie mit Ihrem Arzt/Ihrer Ärztin über Risiken und Nutzen. Nichtmedikamentöse Methoden sollten Vorrang haben und können vor allem bei leichten Beschwerden oftmals schon genügen.

fünfte Frau über solche Beschwerden, ist es mit 85 Jahren die Hälfte aller Frauen. Ein großer Umbruch geschieht in der Menopause.

Viele klagen darüber, mit Beginn der Wechseljahre nachts viel öfter aufzuwachen als bisher. Untersuchungen weisen darauf hin, dass vor allem nächtliche Hitzewallungen die Frauen während des hormonellen Umbruchs um den Schlaf bringen. Etwa 40 Prozent aller Frauen im Alter zwischen 40 und 59 Jahren berichten von Schweißausbrüchen in der Nacht. Die Folge: Am Tag sind sie müde und abgeschlagen.

Mit dem Alter mehren sich darüber hinaus die körperlichen Beschwerden. Erkrankungen wie Arthritis, Schmerzen oder Sodbrennen treten häufiger auf und stören die Nachtruhe. Nach der Menopause schnarchen zudem mehr Frauen als noch davor. Das kann unter anderem damit zusammenhängen, dass sich während des hormonellen Umbruchs auch der Stoffwechsel verändert und viele Frauen an Gewicht zunehmen. Schon leichtes Übergewicht kann die nächtlichen Atemgeräusche begünstigen.

Um den Schlafbeschwerden in dem kritischen Alter vorzubeugen, empfehlen Experten, auf die eigene Schlafhygiene zu achten. Gehen Sie immer zur gleichen Zeit zu Bett, stehen Sie zur gleichen Zeit auf. Ein gesunder Lebensstil mit ausgewogener Ernährung und ausreichend Bewegung unterstützt ebenfalls die ungestörte Nachtruhe.

Bei zu starken Beschwerden kann manchen Frauen mitunter auch eine Hormonbehandlung helfen. Mediziner und Studien berichten, dass ihre Patientinnen durch Hormonpräparate auch besser schlafen konnten. Die Forscher gehen jedoch davon aus, dass die Hormone nicht den Schlaf direkt beeinflusst haben, sondern die Frauen besser schliefen, weil die Symptome der Wechseljahre gemildert wurden.

→ Schlafhygiene in der Menopause

Die hormonelle Umwälzung im Körper beschert vielen Frauen ungewollt schlaflose Nächte. Wer durch nächtliche Hitzewallungen aus dem Schlaf gerissen wird, kann dem mit einfachen Mitteln vorbeugen. Benutzen Sie Bettwäsche aus Baumwolle oder einem dünnen Stoff, der sich angenehm anfühlt. Die Temperatur im Schlafzimmer sollte zwischen 16 und 18 Grad Celsius betragen. Koffeinhaltige Getränke, Zucker und Alkohol begünstigen die nächtlichen Schweißausbrüche und machen den Schlaf weniger erholsam. Verzichten Sie möglichst darauf. Nahrungsmittel mit viel Vitamin E, wie rote Paprika, Haselnüsse und Lachs, wirken sich positiv aus, sagen Schlafforscher.

Probleme durch Schichtarbeit

Wach sein, wenn andere schlafen. Schlafen, wenn andere wach sind. Schichtarbeiter klagen besonders häufig über Schlafprobleme. Vielen kann man vorbeugen.

Wer im Schichtdienst arbeitet, lebt gegen die innere Uhr. Man arbeitet, wenn der Körper üblicherweise schlafen würde, und schläft, wenn der Körper auf Tag eingestellt ist. Der natürliche Rhythmus kommt durcheinander. Vielen Schichtarbeitern macht das nichts. Sie wissen um die Probleme und arrangieren sich. Dennoch: Schichtarbeiter klagen deutlich häufiger über Schlafstörungen als Angestellte in regulären Tagschichten. Jeder Dritte hat Probleme, einzuschlafen, wacht morgens zu früh auf oder fühlt sich nicht erholt.

Schlafmediziner sprechen vom Schichtarbeiter-Syndrom: Die Betroffenen kommen zur Schlafenszeit nicht zur Ruhe, wachen öfter auf und sind in aktiven Phasen des Tages besonders müde. Auf Arbeit sind sie weniger leistungsfähig. Viele klagen über Magen-Darm-Beschwerden. Forscher sehen sogar einen Zusammenhang zwischen jahrelanger Schichtarbeit und Beschwerden wie Diabetes und Bluthochdruck sowie eine höhere Anfälligkeit für Erkältungen.

Gehören auch noch Nachtschichten zum Dienstplan, dann leiden die Betroffenen deutlich häufiger unter Problemen. Die Arbeitszeit ist hier nicht nur wie bei Spät- oder Frühschichten leicht versetzt zur inneren Uhr, sondern steht ihr komplett entgegen.

Doch nicht nur die ungewöhnlichen Arbeitszeiten machen den meisten zu schaffen, sondern auch der Wechsel zwischen den Schichten. Zu wenig Pausen, zu viele Schichten oder dauerhaft 12-Stunden-Dienste hintereinander können die Situation verschärfen.

Tipps und Tricks für erholsamen Schlaf

Wer unter diesen Umständen trotzdem ausreichend und erholsamen Schlaf bekommen möchte, dem kann es schon helfen, ein paar einfache Verhaltensregeln zu befolgen.

Gerade Schichtarbeiter sollten die Regeln der Schlafhygiene beachten. Besonders wichtig: die Geräusch- und Lichtverhältnisse im Schlafzimmer sowie Rituale.

Sorgen Sie für Dunkelheit. Bei hellem Tageslicht denkt der Körper, er müsse nun wach sein. Es fällt vielen dann schwer, einzuschlafen. Dunkle Vorhänge oder Jalousien helfen den Raum abzudunkeln. Eine Schlafmaske kann zusätzlich Licht abhalten.

Mitten am Tag ein- und durchzuschlafen, ist nicht einfach, weil es dann viel lauter ist als in der Nacht. Selbst wenn in der eigenen Wohnung Ruhe herrscht, ist es um einen herum nicht still: Nachbarn sind wach, auf der Straße ist Verkehr, Vögel zwitschern, Kinder spielen. Die Geräuschkulisse ist eine andere als zwischen 22 und 6 Uhr. Ohrstöpsel, geschlossene Fenster und das Schlafzimmer zur ruhigen Hausseite senken den Lautstärkepegel. Weitere Lärmquellen: die Türklingel und das Telefon oder Handy. Einfach den Stecker ziehen oder leise stellen. Ein monotones Rauschen wie von einem Ventilator kann unregelmäßige Umgebungsgeräusche übertönen. Der gleiche Effekt: eine nicht vergebene Frequenz im Radio.

Signalisieren Sie Ihrem Körper zudem mit Ritualen, dass die Schlafenszeit bevorsteht. Zähneputzen, leise Musik hören, ein Buch lesen: Durchlaufen Sie jedes Mal vor dem Zubettgehen eine Routine, die beruhigt und die Nachtruhe einläutet – egal zu welcher Uhrzeit.

Um die Schlafstunden optimal zu gestalten, hilft es, mit der Familie Absprachen zu treffen, etwa wegen der Lautstärke oder dem Licht. Für das Wohlbefinden ist es zudem wichtig, das soziale Umfeld, das meist zu anderen Zeiten wach ist, nicht aus den Augen zu verlieren. Dazu kann der Schlaf aufgeteilt werden, auch wenn er am Stück wohltuender ist. Wenn jemand also täglich etwa acht Stunden Schlaf benötigt, um sich ausgeruht zu fühlen, könnte er direkt nach seiner Schicht eine Hälfte schlafen und dann je nachdem, ob eine Spät- oder eine Nachtschicht hinter ihm liegt, am Frühstück oder Mittagessen mit der Familie teilnehmen. Am Nachmittag könnte er vor seiner Schicht noch einmal ein paar Stunden schlafen. Wer nach seiner Schicht nicht genug Schlaf bekommen hat, kann zudem versuchen, über den Tag, am Abend vor oder wenn möglich während der Schicht durch kurze Schläfchen Energie zu tanken. Das Power-Napping ist im Grunde der typische Mittagsschlaf, bei Schichtarbeitern nur zu anderen Zeiten. Er sollte wie der Mittagsschlaf nach bestimmten Regeln ablaufen.

→ Power-Napping Weniger ist mehr

Das Nickerchen zwischendurch ermöglicht es, die Energiereserven flott aufzutanken. Regelmäßigen Schlaf ersetzen diese Kurzzeit-Schläfchen allerdings nicht.

Wie funktioniert's? Power-Napping geht im Liegen oder Sitzen. Hauptsache der Kopf kann abgestützt werden und mögliche Störfaktoren sind ausgeschaltet. Stichwort: Handy oder Telefon. Ideal ist ein Power-Nap, wenn er 20 Minuten dauert. Länger sollte er nicht sein, sonst gleitet man in eine Tiefschlafphase. Aus dieser zu erwachen ist schwer und unangenehm, auch fühlt man sich danach viel häufiger benommen als beim Schlaf-Quickie. Weniger ist mehr.

Rhythmus im Blut

Die „innere Uhr" eines Menschen (auch zirkadianer Rhythmus) hilft dem Organismus, sich auf wiederkehrende Phänomene einzustellen. Sie ist abhängig von Alter oder genetischer Veranlagung. Äußere Faktoren, wie das Licht, aber auch eine eintrainierte Weckzeit, können sie nur in bestimmten Grenzen beeinflussen.

Melatonin ist das Hormon, das den Schlaf-Wach-Rhythmus regelt. Es wird nur bei Dunkelheit ausgeschüttet

Kortisol ist ein sogenanntes Stresshormon, das vom Körper ausgeschüttet wird, um Energiereserven freizusetzen.

Die Kerntemperatur des Menschen ändert sich auch durch Aktivität. Tagsüber ist sie jedoch generell höher als in der Nacht.

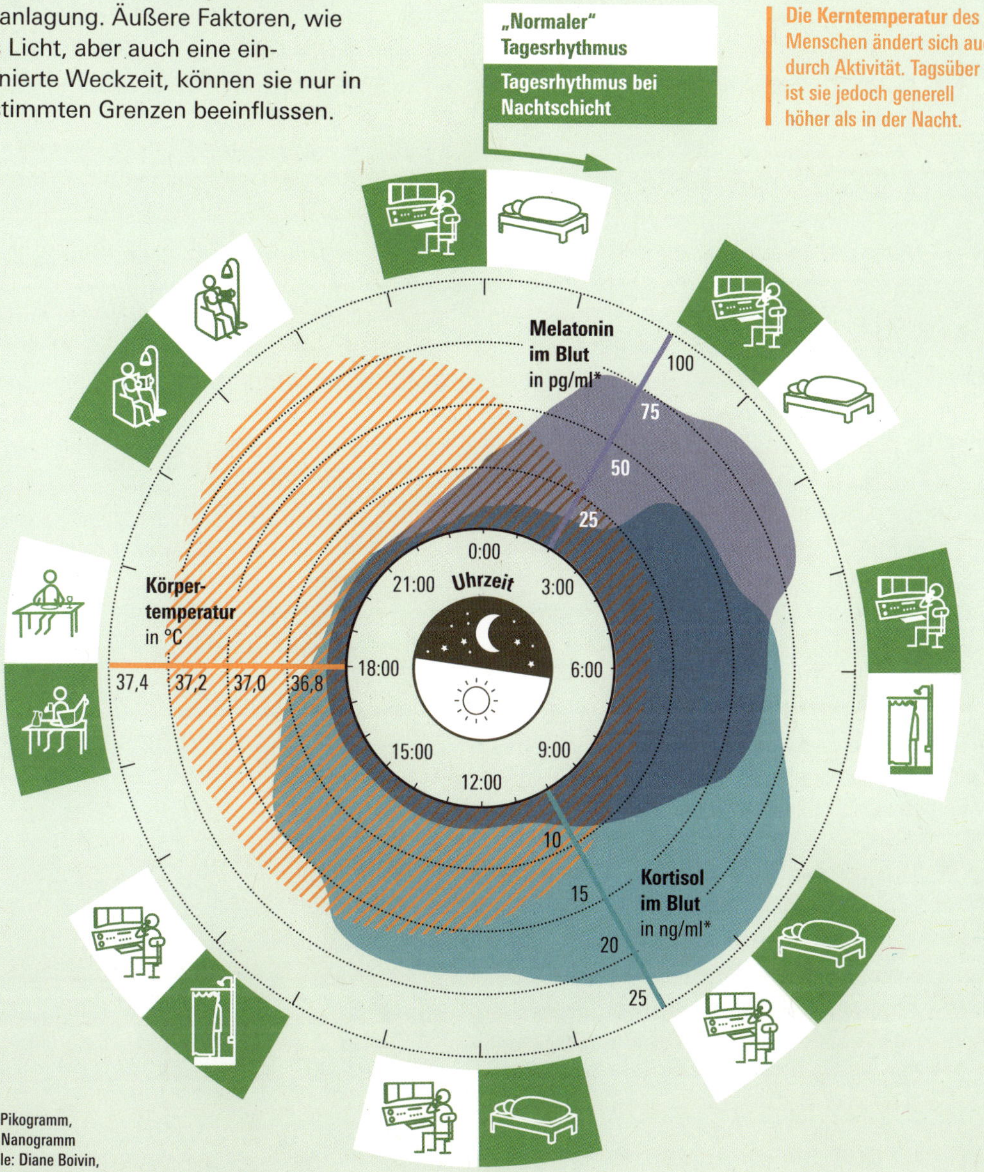

* pg = Pikogramm, ng = Nanogramm
Quelle: Diane Boivin, Douglas Mental Health University Institute, Quebec 2013

Achtung. Wer während der Schicht kurz abtaucht: Direkt nach dem Schlaf – egal ob kurz oder lang – fühlen sich alle Menschen etwas benommen. Die Reaktionsfähigkeit ist beeinträchtigt. In einigen Berufen ist daher nach einem Power-Nap vorübergehend Vorsicht geboten.

Verschreibungspflichtige Mittel

Verschreibungspflichtige Medikamente sollten nicht die erste Lösung für Schlafprobleme sein. Sie erleichtern es zwar, am Tage zu schlafen, können aber abhängig machen. Manche Präparate werden vom Körper nur langsam abgebaut und bleiben mitunter mehr als acht Stunden in der Blutbahn. Die Folge: Auch lange nach dem Aufstehen fühlen Sie sich träge, haben mitunter Schwierigkeiten, sich zu konzentrieren.

Tipps und Tricks für die Arbeitszeit

Damit es während der Arbeit nicht so schwerfällt, wach zu bleiben, aber auch, damit der Schlaf nach der Schicht erholsam wird, empfehlen Schlafforscher, auf die Beleuchtung und die Ernährung zu achten.

Während der Schicht können Tageslichtlampen helfen, agil und aufmerksam zu bleiben. Diese sind besonders hell und imitieren das Sonnenlicht. Der Körper hat das Gefühl, es ist gar nicht spätabends oder Nacht. Das Gehirn produziert so weniger schlaffördernde Botenstoffe. Der positive Nebeneffekt: Die Lampen heben auch die Stimmung und machen leistungsfähiger.

Nach der Schicht empfiehlt sich das Gegenteil: Wenn es draußen hell ist, hilft eine Sonnenbrille. Das Tageslicht signalisiert ihrem Körper sonst: „Guten Morgen! Aufwachen!" Direkt vor dem Schlafengehen ist das ungünstig. .

Ebenso wichtig für den Schlaf: die Ernährung während der Schichten. In der Nacht legt ihr Magen eine Ruhepause ein. Er kann dann keine großen Mengen verdauen. Wer zu dieser Zeit allerdings arbeitet, muss auch essen. Eine größere Mahlzeit vor Schichtbeginn und kleinere Happen während der Arbeit, so die Empfehlung von Schlafforschern. Zu fettige oder süße Speisen wie Schokoriegel liefern nicht die nötige Energie für die Arbeitszeit und belasten den Magen.

Leichte Kost zur späten Stunde

Was Ihr Magen während einer Spät- oder Nachtschicht am besten verträgt:

- gedünsteter Fisch, fettarmes Fleisch, Omelett
- Nudeln, Reis oder Kartoffeln
- Salate, Obst
- belegte Brote
- Müsli oder Joghurt
- Tee, Wasser oder verdünnte Säfte statt gezuckerter Limonade
- Muntermacher wie Cola oder Kaffee möglichst nur in der ersten Schichthälfte trinken, nicht mehr ab vier Stunden vor dem Schlafengehen.

Checkliste

Ideale Schichtarbeit

Folgende Aspekte sollten von Betrieben im Schichtdienst beachtet werden, damit die Arbeit nicht zu einem gesundheitlichen Risiko wird:

- ☐ **Aufklärung.** Schlafforscher empfehlen, die Mitarbeiter ausgiebig über die mögliche Wirkung der Schichtarbeit auf ihren Schlaf aufzuklären sowie Schulungen oder Broschüren anzubieten, in denen Tipps und Maßnahmen vermittelt werden, die die Mitarbeiter umsetzen können, um Schlafstörungen durch den Schichtdienst vorzubeugen.
- ☐ **Reihenfolge.** Der Übergang zwischen den Schichten ist wichtig. Er sollte im Uhrzeigersinn verlaufen: Frühschicht vor Spätschicht vor Nachtschicht. Eine umgedrehte Reihenfolge verstärkt Schlafstörungen.
- ☐ **Chronotypen.** Rücksicht auf die innere Uhr der Mitarbeiter zu nehmen, lässt sich auch noch individueller umsetzen, nämlich an dem persönlichen Chronotyp orientiert. Etwa ein Viertel aller Deutschen ist ein sogenannter Morgentyp. Sie kommen zu früher Stunde gut aus dem Bett und gehen abends eher schlafen. Spät- und Nachtschichten sind für sie und ihren Körper eine Qual. Etwa 13 Prozent ergeht es entgegengesetzt. Die Abendtypen stehen spät auf und bleiben lange wach. Frühschichten belasten sie besonders. Mediziner empfehlen daher, wenn möglich die Schichten entsprechend dieser Chronotypen zu vergeben.
- ☐ **Anerkennung.** Das Arbeitsklima kann ungünstige Effekte der Schichtarbeit auf den Schlaf abfedern. Ein angenehmer Umgang unter Mitarbeitern und den Führungskräften, Fortbildungsmöglichkeiten sowie Anerkennung der geleisteten Arbeit können Studien zufolge das Risiko für gesundheitliche Probleme durch die Schichtdienste senken. Auch wer sich mit seiner Arbeit identifiziert, kommt mit einen Schichtsystem besser zurecht.

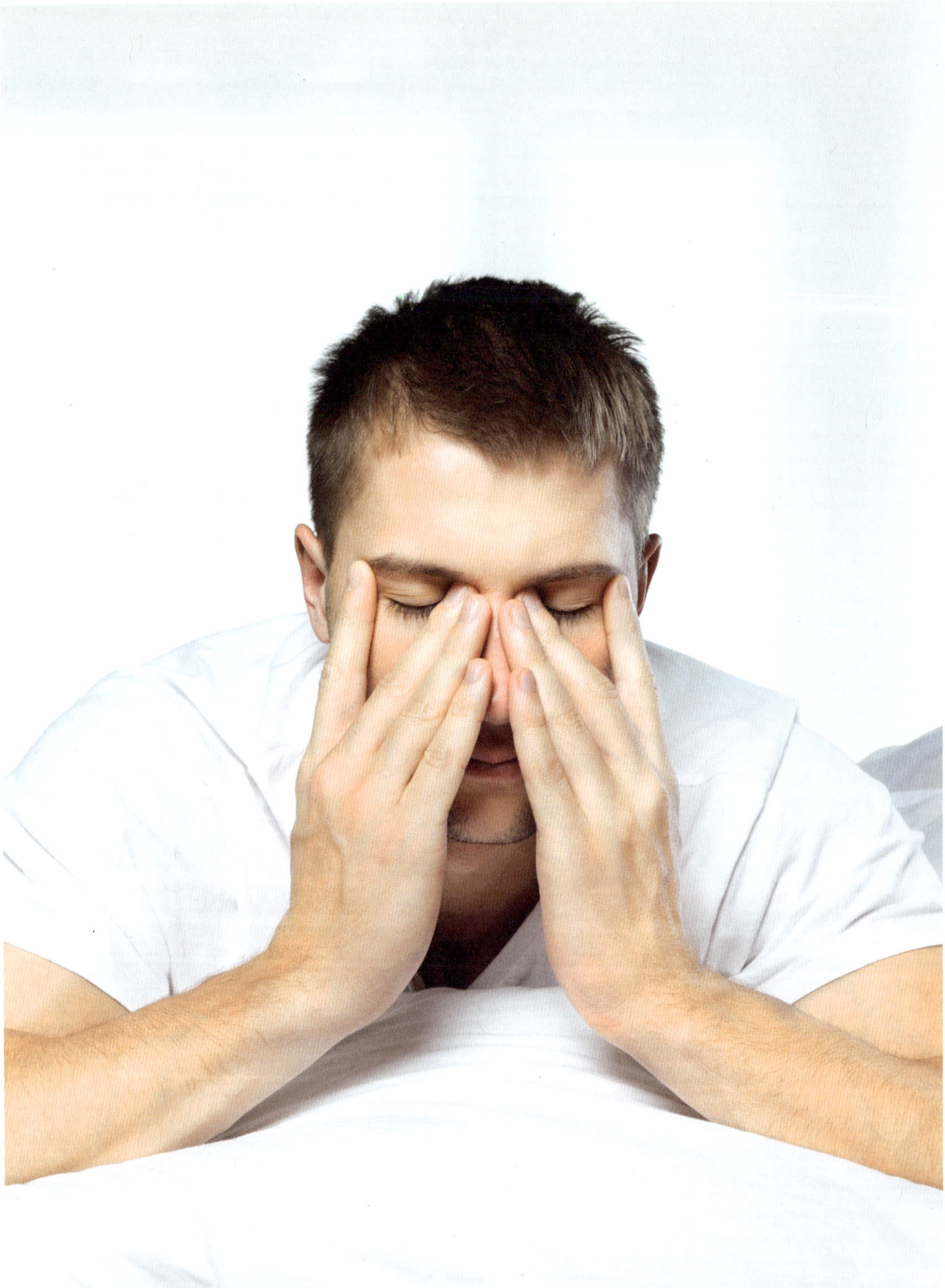

Schlafprobleme

So vielfältig wie die Störenfriede können auch die Schlafprobleme sein, die sie auslösen. Die meisten sollten zeitnah behandelt werden. Wir zeigen Ihnen, woran Sie eine Schlafstörung erkennen.

Unser Schlaf ist sehr störanfällig. Manchmal braucht es nur ein wenig und der Schlaf kommt nicht so, wie er sollte. Das hat jeder schon erlebt. Doch eine behandlungsbedürftige Schlafstörung ist etwas anderes. Wenn wir im Volksmund von Schlafstörungen sprechen, meinen wir meist schlaflose Nächte, das Hin- und Herwälzen am Abend, das Erwachen mitten in der Nacht. Experten sprechen dann von einer Insomnie. Die einzige Schlafstörung ist sie allerdings nicht. Die wichtigsten und häufigsten Schlafstörungen im Überblick:

- **Ein- und Durchschlafstörungen (Insomnien):** Nicht schlafen
- **Übermäßige Tagesschläfrigkeit (Hypersomnien):** Zu viel schlafen
- **Störungen des Schlaf-Wach-Rhythmus:** Zur falschen Zeit schlafen
- **Auffälliges Verhalten im Schlaf (Parasomnien):** Unruhig schlafen
- **Atem- und Bewegungsstörungen:** Zu wenig Luft, zu viel Bewegung

Experten schätzen, dass etwa jeder zehnte Erwachsene in Deutschland unter einer behandlungsbedürftigen Schlafstörung leidet. Einige Personengruppen sind häufiger davon betroffen. Dazu zählen Frauen, Senioren, Schichtarbeiter, aber auch in einigen Bereichen Kinder.

Wenn Sie nicht schlafen

Die Schlaflosigkeit hat viele Gesichter – und viele mögliche Auslöser und Ursachen. Nicht immer ist sie krankhaft. Für eine ernst zu nehmende Insomnie gibt es klare Anzeichen.

Gelegentlich schlaflos im Bett zu liegen, ist nicht ungewöhnlich. Jeder vierte Erwachsene in Deutschland wälzt sich immer mal hin und her und liegt gefühlte Ewigkeiten wach. Jeder fünfte erwacht zudem hin und wieder mitten in der Nacht oder zu früher Morgenstunde und kann dann nicht mehr einschlafen.

Anstoß zu dieser Schlafstörung geben oftmals Vorfälle am Tag oder belastende Lebensumstände. Ärger am Arbeitsplatz, ein Konflikt mit dem Partner oder eine Trennung sowie Geldnöte: Stressige Zeiten können einen um den Schlaf bringen. Kreisende Gedanken halten wach. Der Körper ist so angespannt, dass er auch in der Horizontalen nicht heruntertouren kann. Das Grübeln und die innere Aufruhr machen es unmöglich, einzuschlafen.

Bei vielen dauern diese akuten Schlafprobleme oft nur wenige Tage, hin und wieder auch mal ein paar Wochen. Löst sich das Problem oder hat man sich in die neue Situation eingelebt, verschwindet auch meist die Schlafstörung wieder.

Die schlaflosen Nächte können sich allerdings verselbstständigen und fortbestehen, auch wenn der eigentliche Anlass schon längst verflogen ist. Wird die Schlaflosigkeit zum abendlichen Dauergast, spricht man von einer Insomnie. Wer länger als einen Monat mehr als dreimal pro Woche nicht einschlafen kann oder nachts aufwacht und nicht mehr zur Ruhe kommt, sich am Tag ausgelaugt und müde fühlt oder sich übermäßig um seinen Schlaf sorgt, sollte handeln. Die Schlafstörung ist dann behandlungsbedürftig – und dabei, chronisch zu werden. Nach mehr als drei Monaten verschwindet sie nur noch selten von allein.

Die Nacht von Sonntag auf Montag

Vor allem in der Nacht von Sonntag zu Montag klagen besonders viele darüber, nicht einschlafen zu können. Dafür gibt es mehrere Gründe:

- Am Wochenende schlafen die meisten aus, sind daher Sonntagabend sehr ausgeruht und werden nicht früh genug am Abend müde.
- Zugleich gehen sie Freitag und Samstag Abend meist später ins Bett als in der Woche. Ihr Rhythmus aus der Woche verschiebt sich also am Wochenende jedesmal um einige Stunden nach hin-

ten. Der Körper passt sich dem an und ist Sonntag eben auch erst später schlafbereit.

- Der Arztbesuch am Dienstag, die Kita-Feier am Mittwoch und nicht zu vergessen die Präsentation auf Arbeit am Freitagmorgen: Am Ende der Woche liegen viele in ihrer Koje und gehen in Gedanken schon mal die anstehende Woche durch. Die vielen Termine und Pflichten regen mitunter auf oder fördern die Anspannung. Einschlafen fällt dann schwerer.

Was können Sie tun?

- Behalten Sie auch am Wochenende Ihren Rhythmus bei, den sie während der Arbeitstage haben. Stehen Sie möglichst zur gleichen Zeit auf und gehen Sie zur gleichen Zeit ins Bett.
- Gehen Sie erst ins Bett, wenn Sie müde sind. Am Sonntag ist das vermutlich etwas später als in der Woche.
- Falls Sie am Wochenende den Rhythmus nicht beibehalten wollen oder können, kann Ihnen allein die Erklärung für das Phänomen schon nützlich sein. Da Sie nun von dem verschobenen Schlafrhythmus wissen, gehen Sie künftig womöglich gelassener damit um, dass Sie Sonntagnacht später und dadurch weniger Schlaf bekommen als sonst. Dafür haben Sie die Tage zuvor ausgeschlafen und mal in die Nacht hineingelebt.
- Damit Sie die vielen Termine der neuen Woche nicht gedanklich mit ins Bett nehmen, gehen Sie diese schon am Sonntagnachmittag durch. Notieren Sie anstehende Verabredungen, Pflichten und Termine auf einer Liste. So vergessen Sie nichts und müssen sich nicht später im Bett darüber den Kopf zerbrechen.

Körperliche Ursachen

Bei zwei von drei Insomnie-Betroffenen findet sich ein konkreter Auslöser oder eine Ursache für die Schlaflosigkeit: Körperliche Krankheiten oder Beschwerden, Medikamente, eine andere Schlafstörung oder psychische Krisen (siehe Störenfriede). Experten sprechen dann von einer sekundären Insomnie. Sie ist die Folge von anderen Beschwerden.

Vor allem Erkrankungen, die Schmerzen verursachen oder die Atmung einschränken, stören die Nachtruhe. Wer sich nicht mehr uneingeschränkt bewegen kann, findet mitunter nur schwer eine angenehme Schlafposition oder kann sie nicht wechseln, wenn die bisherige unbequem wird.

Ein- und Durchschlafstörungen sind aber auch häufige Begleiter psychischer Erkrankungen. Etwa sieben von zehn psychisch Erkrankten haben zusätzlich Schlafstörungen. Oft gehen diese einer psychischen Störung voraus, ebenso können sie aber auch der Auslöser der Schlafbeschwerden sein. Besonders eng verknüpft mit ge-

Nicht die Stunden zählen, denn sonst kann sich aus einigen schlaflosen Nächten sich eine handfeste Schlafstörung entwickeln. Viele gehen davon aus, dass sie eine bestimmte Anzahl an Stunden schlafen müssen, um tagsüber leistungsfähig zu sein. Fakt ist: Jeder benötigt unterschiedlich viel Schlaf und es beeinträchtigt den Alltag und vor allem die Gesundheit meist nicht, wenn es mal eine Nacht etwas weniger wird.

störtem Schlaf scheinen Erkrankungen wie Depressionen, Angststörungen und Süchte.

Mitunter können es aber auch die Medikamente sein, die man gegen körperliche oder psychische Beschwerden einnimmt, die die Nachtruhe erschweren. Im Kapitel „Welche Arzneimittel helfen" (S. 147) finden Sie eine Übersicht, welche Mittel den Schlaf beeinflussen.

Stellen Mediziner bei ihren Untersuchungen fest, dass Ihre Schlafprobleme durch eine andere Erkrankung oder Medikamente verursacht wird, sollten diese im Mittelpunkt der Behandlung stehen. Werden die zugrundeliegenden Beschwerden behoben, können Sie in aller Regel auch wieder besser schlafen. Zusätzlich lohnt es sich allerdings auch, die Schlafprobleme anzugehen. Denn: Manchmal hält die Schlafstörung noch an, selbst wenn die Auslöser behandelt wurden.

Ein Drittel aller Schlaflosen liegt allerdings über Wochen hinweg wach, ohne dass solche Ursachen gefunden werden. In Fachkreisen spricht man dann von einer primären Insomnie. Sie ist also das vorherrschende Problem und nicht die Folge von anderen Beschwerden. Die Betroffenen haben in der Regel die Tür zur Schlafstörung selbst aufgestoßen – ohne es jedoch zu wissen. Gedankenmuster und Verhaltensweisen haben dazu geführt, dass sie abends nicht einschlafen können oder nachts mehrfach wach werden und bleiben. Schon vorab die gute Nachricht: Die Schlaflosigkeit lässt sich wieder abgewöhnen.

Doch wie kann man sich selbst in eine Schlaflosigkeit manövrieren? Tatsächlich ist das gar nicht schwer und nicht selten. Es genügen ein, zwei durchwachte Nächte und der Sog Richtung Schlafstörung setzt ein. Auslöser war vielleicht ein hektischer Tag, zu viel Sport am Abend oder eine zu große Mahlzeit. Die Betroffenen sehen diese Zusammenhänge oft nicht. Sie haben stattdessen das Gefühl, die Schlaflosigkeit tritt ohne Grund auf. Sie achten nun jeden Abend darauf: Kann ich heute einschlafen oder liege ich wieder wach? Die meisten fokussieren dabei natürlich vor allem die durchwachten Nächte und übersehen die normalen. Das Gefühl „Ich kann nie schlafen" entsteht. Künftig gehen sie schon mit der Erwartung

Checkliste

Schlaflose Nächte – Insomnie oder nicht?

Haben Sie Folgendes in letzter Zeit verstärkt bei sich beobachtet?

- ☐ Sie benötigen nachts mehr als 30 Minuten zum Einschlafen und empfinden dies als störend
- ☐ Sie werden nachts häufig wach und können nicht wieder einschlafen
- ☐ Sie haben das Gefühl, nicht ausreichend zu schlafen
- ☐ Sie empfinden Ihren Schlaf als nicht erholsam und nicht tief genug
- ☐ Sie grübeln im Bett – über den Tag, über Belangloses oder darüber, warum Sie nicht schlafen können
- ☐ Sie fühlen sich tagsüber durch die schlaflosen Nächte beeinträchtigt: Sie sind müde, gereizt, schlecht gelaunt, können sich schlecht konzentrieren
- ☐ Sie haben die Vermutung, dass Sie aufgrund des verminderten Schlafes am Arbeitsplatz oder im privaten Umfeld an Leistung oder Energie einbüßen
- ☐ Sie haben inzwischen eine ausgeprägte Angst davor, nicht schlafen zu können
- ☐ Sie haben die Sorge, die Kontrolle über Ihren Schlaf zu verlieren und dass Ihre Gesundheit daran Schaden nehmen könnte

Je mehr dieser Antworten Sie mit „Ja" beantworten können, desto wahrscheinlicher leiden Sie an einer Ein- oder Durchschlafstörung. Sie sollten einen Arzt konsultieren, wenn die Probleme über einen Zeitraum von drei Monaten mindestens dreimal oder mehr pro Woche vorkommen.

ins Bett, dass sie heute Abend wieder nicht einschlafen können. Das wiederum setzt andere Gedanken in Gang: Die Betroffenen zerbrechen sich den Kopf darüber, dass sie zu wenig Ruhe bekommen, am kommenden Tag wieder nicht leistungsfähig sein werden und Augenringe haben. Sie ärgern sich womöglich darüber. Damit putschen sie sich jedoch erst recht auf. All diese Gedanken stressen – Körper und Geist. Statt ruhiger zu werden, kommen nicht nur Ärger, Wut oder auch Verzweiflung hoch, sondern auch der Blutdruck steigt. Das erhoffte Einschlafen ist nun weit entfernt. Wenn es dann mit deutlicher Verzögerung irgendwann eintritt, ist der Schlaf tatsächlich deutlich kürzer als gewünscht. Die Prophezeiung hat sich selbst erfüllt.

Am nächsten Tag fühlen sich die Betroffenen eher schlaff und erschöpft, also schonen sie sich. Kein Sport, viel Ruhe. Ein Mittagsschläfchen kann nicht schaden, denken dann viele. Abends gehen sie daher rechtzeitig ins Bett, denn letzte Nacht haben sie immerhin wenig geschlafen. Zugleich gehen sie wieder davon aus, dass sie lange brauchen werden, um einzuschlafen. Dazu kommt: Ihr Körper ist vom Tag ziemlich ausgeruht und dank des Nickerchens auch nicht müde genug. Die Folge: Die Schläfrigkeit lässt auf sich warten, Verzweiflung und Ärger keimen auf, ein Teufelskreis entsteht.

Besondere Formen der Insomnie

- **Angeboren.** Die idiopathische Insomnie besteht schon seit Kindheitstagen, ohne dass die Beschwerden irgendwann einmal wirklich verschwanden oder deutlich weniger wurden. Forscher können noch immer nicht sagen, woher sie rührt. Sie finden keine eindeutigen psychischen oder körperlichen Ursachen.
- **Verschätzt.** Eine weitere Form ist die paradoxe oder auch Pseudoinsomnie. Die Betroffenen klagen über zu wenig Schlaf und Probleme, abends einzuschlafen. Bei genaueren Untersuchungen durch einen Schlafmediziner stellt sich jedoch heraus, dass sie nicht besonders lange brauchen, um in den Schlaf zu finden und auch ausreichend viele Stunden ruhen. Doch sie unterschätzen diese Zeiten: Jemand mit Pseudoinsomnie, der in der Nacht etwa acht Stunden schläft, geht davon aus, dass er tatsächlich nur vier Stunden Nachtruhe hatte. Die Zeit, die er braucht, um einzuschlafen, überschätzt er ebenfalls mitunter um Stunden.
- **Selbstgemacht.** Eine weitere Form ist hingegen durch eigenes Verhalten verursacht. Alkohol zum Einschlafen, Arbeiten im Bett und Sport vorm Schlafengehen: Bestimmte Verhaltensweisen führen unweigerlich zu einem schlechten Schlaf. Wer sein Bett nicht nur zum Schlafen nutzt, vor der Nachtruhe besonders aktiv ist oder regelmäßig aufputschende Substanzen kurz vorm Schlafen konsumiert, beschert sich schnell schlaflose Nächte. Denn er verstößt – oft unbewusst – gegen grundlegende Regeln der Schlafhygiene. Er versetzt seinen Körper in einen hellwachen Zustand, lässt sein Gehirn das Bett mit Aktivsein statt mit Ruhe verbinden. Körper und Kopf sind dann alles andere als in Schlafbereitschaft. Vor allem junge Leute neigen dazu – und klagen dann über ungewollt durchwachte Nächte.

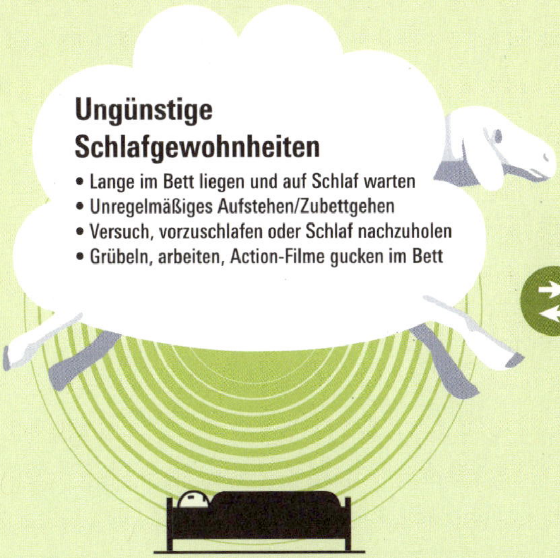

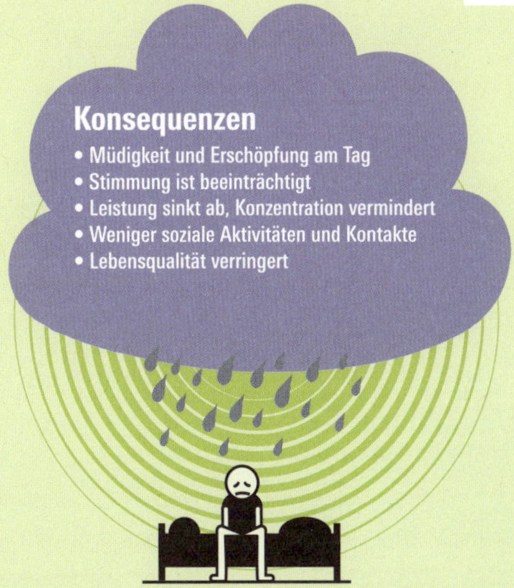

Teufelskreis der Insomnie

Schlafstörungen entstehen oft, weil ein Teufelskreis aus Gedanken, Gefühlen und Gewohnheiten entstanden ist. Ihn zu durchbrechen ist Ziel einer Therapie – und gar nicht so schwer.

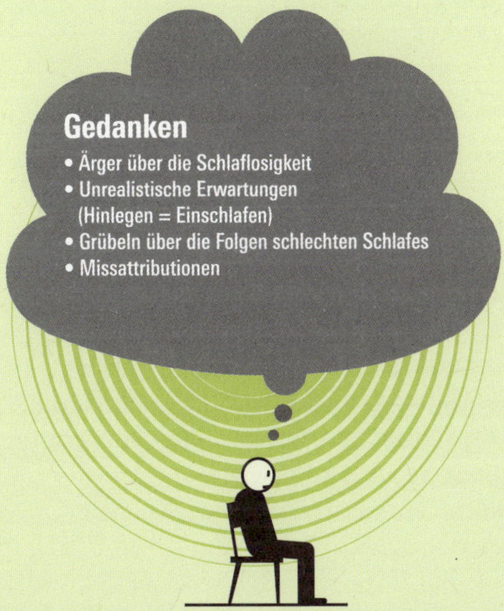

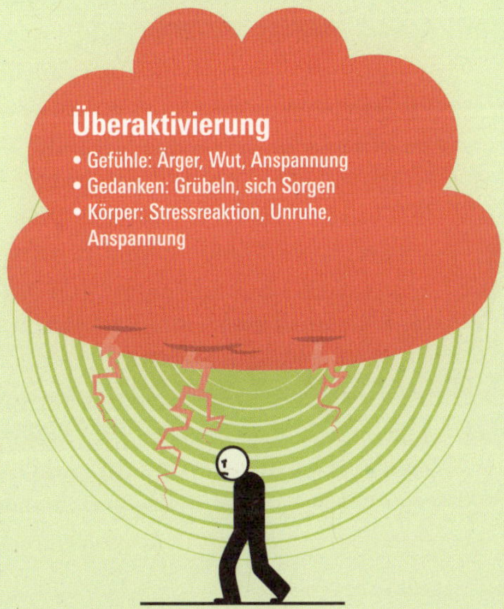

Wenn Sie zu viel schlafen

Mehr als zehn Stunden Schlaf und trotzdem am Tag müde? Eine normale Nacht, aber am nächsten Tag unerholt? Menschen mit Hypersomnie haben ein übermäßiges Bedürfnis zu schlafen.

Tagesschläfrigkeit kann neben Hypersomnie auf andere Beschwerden hinweisen. Die Schlaflosigkeit ist nur ein Extrem, ebenso gibt es Menschen, die ein übermäßiges Schlafbedürfnis und tagsüber Probleme haben, wach zu sein oder zu bleiben. In einigen deutschsprachigen Studien klagten bis zu einem Drittel der Erwachsenen, am Tag schläfrig und nicht fit zu sein.

Nicht immer muss das Besorgnis erregen, sondern kann auch schlicht einer stressigen Woche mit wenig Schlaf geschuldet sein. Diese Müdigkeit legt sich wieder, wenn der Stress nachlässt und der Schlaf sich normalisiert. Andauernde Schlafdefizite können allerdings in ein Schlafmangelsyndrom münden. In diesen Fällen wissen die Betroffenen oft gar nicht, dass sie zu wenig schlafen – und leiden am Tag unter Erschöpfung. Oft betrifft das Menschen, die mehrere Jobs haben und diese zusätzlich noch mit der Familie unter einen Hut bekommen wollen. Mit ausreichend Schlaf verschwinden ihre Beschwerden schnell wieder.

Experten unterscheiden zwischen Tagesschläfrigkeit, die durch Lebensumstände oder körperliche Probleme ausgelöst wird, sowie der Schlafkrankheit, der Narkolepsie.

Tagesschläfrigkeit

Am Tag ständig müde, immer kurz vorm Einschlafen oder gar mehrfach wirklich eingenickt und das, obwohl die Nächte lang genug waren? Menschen mit Hypersomnie, also einen übermäßigen Schlafbedürfnis, geht das tagtäglich so. Sie schlafen nachts besonders lange, oftmals mehr als zehn Stunden, kommen morgens besonders schwer in Schwung oder wachen nicht einmal durch den Wecker auf. Andere sind trotz ausreichend Nachtruhe am Tage besonders schläfrig. Wann immer sie ruhig sitzen, könnten sie sofort einschlafen – und tun es mitunter auch. Vor allem bei monotonen Aktivitäten fällt es ihnen schwer, wach zu bleiben. Oft können sie einem Nickerchen nicht widerstehen, sich dem Schlaf nicht widersetzen.

Müdigkeit überwinden

Jeder hat das schon mal erlebt: Der Tag vergeht einfach nicht, man schleppt sich müde hindurch und möchte eigentlich nur zurück ins Bett. Müdigkeit ist im Gegensatz zur andauernden Schläfrigkeit ein normales Signal des Körpers. „Ich brauche Schlaf und Ruhe", ruft er. Nicht immer kann man dem

Ruf sofort folgen. Erfahren Sie, wie Sie trotzdem durch solch ein Tagestief kommen.

Was munter macht und wach hält:

- ausreichend trinken
- Koffein in Maßen konsumieren
- nicht zu fettig essen
- mit dem Rad statt mit dem Auto zur Arbeit fahren oder in der Pause ein paar Kniebeugen machen
- an die frische Luft gehen
- am Morgen eine kalte Dusche
- Power-Napping

Aber Achtung, wenn …

- die Müdigkeit über mehrere Wochen anhält und
- auch nach Nächten mit ausreichend Schlaf nicht vergeht;
- Sie müde sind, obwohl Sie sich tagsüber körperlich und geistig nicht besonders angestrengt oder verausgabt haben;
- Sie sich zusätzlich niedergeschlagen fühlen und das Interesse an üblichen Freizeitaktivitäten verloren haben.

Besprechen Sie Ihr Befinden in diesem Fall mit einem Arzt. Es handelt sich dann vermutlich nicht um eine übliche Müdigkeit, sondern um eine Tagesschläfrigkeit, die meist durch körperliche oder psychische Beschwerden ausgelöst wird. Da sie den Alltag stark einschränkt und oft zu Leidensdruck führt, ist sie behandlungsbedürftig. Werden die zugrundeliegenden Beschwerden behandelt, fällt auch die Tagesgestaltung wieder leichter.

Mitunter kann die starke Schläfrigkeit am Tag auch durch eine andere Schlafstörung ausgelöst werden. Wer nachts etwa lautstark schnarcht und Atemaussetzer hat, klagt am Tag auch vermehrt über Schläfrigkeit. Bei solch einer Atemstörung rüttelt einen der Körper immer wieder alarmiert durch den Sauerstoffmangel wach, die Betroffenen werden immer wieder aus dem Tiefschlaf gerissen. Davon bekommen sie meist nichts mit, dennoch ist ihr Schlaf dadurch zerstückelt und nicht mehr erholsam. Die Folge: Am Tag sind sie müde und schlafen ein, wenn sie lesen, vor dem Fernseher sitzen oder auch beim Autofahren. Wird die Atemstörung behoben, fühlen sich die Betroffenen am Tag wieder vital und ausgeruht.

Ähnlich wie die Atemstörung verhindern auch starke Zuckungen in Armen und Beinen, dass der Körper genügend Zeit im Tiefschlaf verbringt. Die periodischen Bewegungen der Gliedmaßen können daher ebenfalls zu Schläfrigkeit am Tag führen.

Von übermäßiger Müdigkeit berichten auch Patienten mit folgenden körperlichen Beschwerden:

- Herzinsuffizienz
- Störungen der Schilddrüsenfunktion
- Stoffwechselprobleme durch Diabetes
- Multiple Sklerose
- Morbus Parkinson
- rheumatoide Arthritis
- chronische Niereninsuffizienz
- nach einer Operation unter Vollnarkose
- chronische Lungenerkrankungen

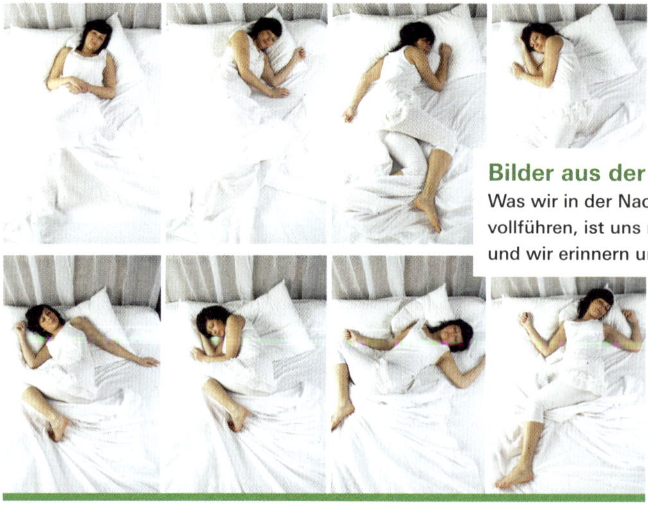

Bilder aus der Nacht
Was wir in der Nacht an Bewegungen vollführen, ist uns nicht bewusst und wir erinnern uns nicht daran.

Hilfreich ist es bei Anzeichen einer Hypersomnie auch, im Medikamentenschrank nachzusehen, denn so manche Arznei begünstigt das starke Bedürfnis zu schlafen sowie das Gefühl, am Tag nicht ganz auf der Höhe zu sein. Dazu zählen:

- lang wirkende Schlafmittel aus der Gruppe der Benzodiazepine
- Bluthochdruck-Präparate mit Clonidin oder Betablocker
- Schmerzmittel wie Opiate
- Allergiehemmer der ersten Generation (nicht Loratadin oder Cetirizin)
- einige Magen-Darm-Arzneien
- Psychopharmaka wie Antidepressiva mit trizyklischen Wirkstoffen oder Neuroleptika, die schwach wirksam sind.

Ein Blick in den Beipackzettel erklärt vielleicht schon das Befinden am Tag.

Aber auch Schichtarbeiter klagen häufig über starke Tagesmüdigkeit. Wer einen Langstreckenflug (siehe „Jetlag“, S. 83) hinter sich hat, kennt ebenfalls dieses Gefühl. In beiden Fällen ist die innere Uhr durcheinandergekommen, man ist wach, wenn man sonst eigentlich schlafen würde und andersherum. Der Schlaf, den man bekommt, ist gestört oder nicht tief genug, um genügend Kraft zu tanken.

Bei manchen ist die Tagesschläfrigkeit eher von den Jahreszeiten abhängig. Das Sonnenlicht hat einen großen Einfluss auf unser Schlafbedürfnis. An dunklen Wintertagen schüttet der Körper mehr Melatonin aus, was dazu führt, dass wir generell eher müde sind.

Schließlich passen einige wenige Menschen in keine dieser Schubladen. Sie haben einfach den übermäßigen Drang, zu schlafen – nachts und am Tag. Schlafforscher tappen im Dunkeln, warum das so ist und wie diese seltene Form der Hypersomnie zu behandeln ist.

Narkolepsie: Plötzlich eingeschlafen

Eine besondere und recht bekannte Form der Hypersomnie ist die Narkolepsie, im Volksmund Schlafkrankheit genannt. Nur etwa 5 von 10 000 Erwachsenen sind davon betroffen. Sie sind tagsüber ebenfalls sehr schläfrig, halten einen oder mehrere Nickerchen in dieser Zeit. Im Gegensatz zu den an-

Hypersomnie durch Depression? Das große Bedürfnis, lange zu schlafen, und das Gefühl, trotzdem am Tag schlapp und müde zu sein, kann Anzeichen einer Depression sein. Tritt die Hypersomnie nur in den dunklen Wintermonaten auf, handelt es sich vermutlich um eine saisonale Depression, Winterdepression genannt.

deren Hypersomnien fühlen sie sich nach einer halben Stunde Schlaf für längere Zeit frisch. Weitere typische Symptome der Narkolepsie sind zum einen ein plötzlicher Verlust der Muskelspannung oder Lähmungen im Übergang zwischen Wachzustand und Schlaf.

Zum anderen kann es zu einem „Hinüberschwappen" von dem Traumerleben in den Wachzustand kommen, die Betroffenen nehmen dann ihre Umwelt wie unter Halluzination wahr. Eine weitere Gruppe von Krankheitszeichen neben den Einschlafattacken sind automatische Handlungen, die dann auftreten, wenn die Aufmerksamkeit des Betroffenen nachlässt.

Außenstehende beschreiben sie dennoch eher als desorientiert, faul oder wie unter dem Einfluss von Schlaftabletten. Sie selbst erleben die Welt, als würden sie „im Nebel herumstochern". Viele von ihnen bekommen zudem regelmäßig eine Art Schlafattacke. Dabei versagen teilweise oder komplett ihre Muskeln, wie sonst nur im Schlaf. Sie selbst sind jedoch bei vollem Bewusstsein.

Es gibt inzwischen gute Belege, dass der Mangel eines Botenstoffes, Orexin, auch Hypocretin genannt, für die Narkolepsie verantwortlich ist. Schlafmediziner vermuten, dass ein genetischer Defekt zur Verminderung des Botenstoffs im Körper führt oder aber eine Autoimmunkrankheit.

Sie raten dazu, unter anderem auf Alkohol zu verzichten, da dieser müde macht. Anders als bei anderen Schlafstörungen empfehlen sie ausdrücklich Koffein. Damit ein halbwegs normaler Tagesablauf möglich ist, sollten Narkoleptiker Schlafphasen am Tag einplanen, etwa bevor sie einer wichtigen Aufgabe nachgehen müssen. Das soll verhindern, dass sie währenddessen von der Müdigkeit übermannt werden. Ärzte verschreiben zudem stimulierende Arzneimittel wie Amphetamine, allerdings unter engmaschiger Kontrolle. Denn die meisten fallen unter das Betäubungsmittelgesetz. Denjenigen, die unter den Beinbewegungen im Schlaf leiden, werden in schweren Fällen auch dopaminerge Medikamente gegeben wie L-Dopa, Pramipexol, Ropinirol, Rotigotine. Manchmal bemerken die Patienten nur die Tagesschläfrigkeit, in diesen Fällen ist einen Untersuchung im Schlaflabor hilfreich zur Diagnose.

Wenn Sie zur falschen Zeit schlafen

Jeder Mensch hat seinen Rhythmus. Bei manchen sind Aufwach- und Schlafenszeit weit verschoben. Sie leben an ihren Mitmenschen vorbei oder können sich schwer anpassen.

→ **Stehen Sie morgens** lieber früh auf und gehen abends zeitig zu Bett oder schlafen Sie gern lange und bleiben dafür bis in die Nacht wach? Etwa ein Drittel aller Deutschen lässt sich in einen der zwei Chronotypen einordnen: Eulen und Lerchen, Abend- und Morgentypen. Das sind die zwei Extreme, besonders früh am Tag aktiv oder besonders spät. Die meisten bewegen sich irgendwo dazwischen und können Schlaf- und Wachzeiten anpassen. In Jugendjahren sind viele eher Eulen, im Alter überwiegen die Lerchen. Auch wenn sie mitunter zu Problemen führen kann, ist die Neigung, eine Lerche oder Eule zu sein, normal. Zu wissen, welcher Typ man ist, kann helfen, Probleme einzuordnen. Abendtypen, die sich ihres Rhythmus nicht bewusst sind und zu regulären Zeiten versuchen zu schlafen, liegen oft lange wach. Der Körper will noch nicht ruhen. Wer also abends ständig schlaflos ist, verdankt das vielleicht nicht einer Einschlafstörung, sondern seiner inneren Uhr. Probleme mit dem Schlaf äußern sich bei Morgenmenschen darin, dass sie früh aufwachen oder nachts öfter wach werden. Zu wissen, dass es am inneren Rhythmus liegen kann, entlastet manche schon sehr.

Wer feststellt, dass er in einen der extremen Chronotypen hineinpasst, kann versuchen, dementsprechend zu planen. Wann sind Hochphasen am Tag, wann Tiefpunkte? Arbeitszeiten, Termine und Verpflichtungen können auf die innere Uhr abgestimmt werden – oder sich daran orientieren. Morgentypen sind ungeeignet für Spät- und Nachtarbeit, Abendtypen haben Schwierigkeiten mit Jobs, die früh beginnen.

Zugleich gibt es Menschen, bei denen der Rhythmus noch stärker verschoben ist. Sie gehen ins Bett, wenn bei anderen der Wecker klingelt. Ihr Tag beginnt, wenn es draußen wieder dämmert. Menschen mit Störungen im Schlaf-Wach-Rhythmus ruhen nicht zu den gesellschaftlich üblichen Zeiten. Ihre Schlafenszeit beginnt deutlich früher am Tag oder spät in der Nacht, bei manchen immer zu einer anderen Tageszeit. Der Schlaf an sich ist oftmals ganz normal und erholsam. Aber Reibungen mit dem Umfeld, das nach einem anderen Takt lebt, sind oft vorprogrammiert.

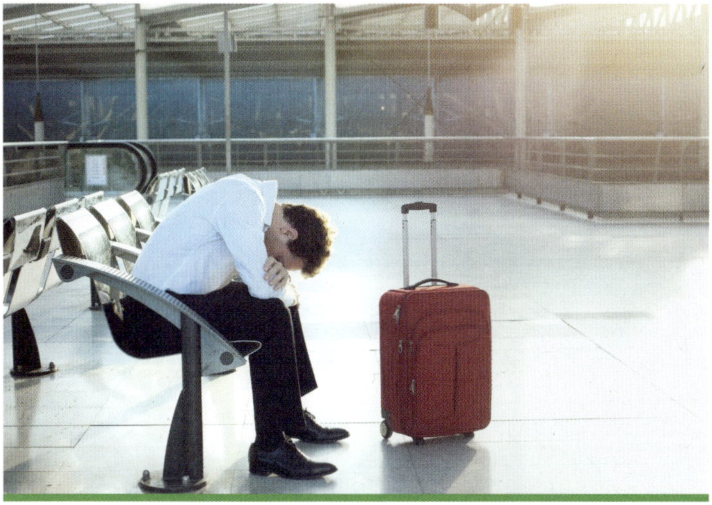

Besonders Schichtarbeiter klagen auch an Tagen ohne Spät- oder Nachtschicht über verschobenen Schlafenszeiten und Müdigkeit am Tage. Meist verschwinden die Beschwerden von allein, wenn der normale Tagesrhythmus wiederhergestellt wurde oder sich die Betroffenen an die Schichtrhythmik gewöhnt haben. Sind die Probleme schwerwiegend und andauernd, sollten sie behandelt werden. Das Gleiche gilt für alle, die häufig länger in andere Zeitzonen reisen.

Jetlag – Schlaf nach dem Flug

Reisen in die Ferne sind für den Körper eine Herausforderung. Denn bei Flügen über mehrere Zeitzonen hinweg kommt die innere Uhr durcheinander. Der Körper braucht oft einige Tage, um sich auf den neuen Tag-Nacht-Wechsel einzustellen. Die Folge: kurzzeitige Schlafstörungen, bekannt als Jetlag.

Die abrupte Zeitverschiebung kann in den ersten Tagen nach dem Flug das Einschlafen erschweren. Andere werden nachts mehrfach wach oder fühlen sich tagsüber äußerst unausgeruht. Nicht wenige klagen über Magen-Darm-Beschwerden. Wie ausgeprägt der Jetlag ist, hängt davon ab, wie viele Zeitzonen überflogen wurden und wie gut jemand während des Fluges schlafen konnte. Auch in welche Richtung der Flug ging, kann den Schlaf beeinflussen. Flüge, die nach Osten gehen, führen oft zu stärkeren Symptomen, als wenn der Flug gen Westen verlief. Zusätzlich verträgt jeder die Zeitverschiebung anders: Bei gleicher Strecke dauert der Jetlag bei einigen mehrere Tage an, bei anderen ist er kaum bemerkbar.

Bis zu einem bestimmten Maß können Reisende dem inneren Durcheinander vorbeugen oder entgegenwirken – und damit den Jetlag verkürzen.

- **Vor der Reise.** Wer nach Westen, etwa in die USA oder Lateinamerika, reist, kann schon in der Woche zuvor beginnen, seine Schlafenszeit immer weiter nach hinten in die späten Abend- und Nachtstunden zu verlegen. Damit verstellt er die innere Uhr schon entsprechend der Tages- und Nachtzeiten am Reiseziel. Wer Richtung Osten fliegt, also nach Russland oder Asien, sollte jeden Tag ein wenig früher ins Bett gehen.

- **Während der Reise.** Während der Reise können Sie bereits Ihre Uhren umstellen. Auch an Bord des Flugzeugs gilt es, sich schon an den neuen Tagesrhythmus anzupassen: Essen und schlafen Sie möglichst nur zu Zeiten, wenn auch am Reiseziel dafür Zeit wäre.
- **Am neuen Ort.** Wer nur kurz am Reiseziel verweilt, etwa bei Geschäftsreisen, sollte die Folgen der Zeitverschiebung reduzieren, aber nicht versuchen, sich komplett an die neue Zeit zu gewöhnen. Termine könnten auf eine Uhrzeit gelegt werden, die auch am Abflugort am Tag wären. Power-Napping und anregende Getränke mit Koffein helfen tags gegen die Müdigkeit. Wer mehr als fünf Tage bleibt, sollte versuchen sich umzustellen. Ist es draußen heller Tag, gehen Sie bewusst raus und tanken Licht. Ist es Abend und dunkel, meiden Sie helle Orte. Der Körper bekommt dann über das Licht den neuen Rhythmus mitgeteilt und passt sich nach und nach an.

Die Grenzen zwischen den Chronotypen und einer Schlafrhythmusstörung sind fließend. Manche Menschen sind nun mal besonders ausgeprägte Eulen, bei anderen variiert das je nachdem, ob sie arbeiten müssen oder ein paar freie Tage haben. Wichtiger Anhaltspunkt dafür, dass der innere Rhythmus problematisch ist: Der verzerrte Takt belastet. Die Betroffenen geraten ständig mit dem Umfeld in Konflikt, kommen zum Beispiel immer wieder zu spät zur Arbeit oder zur Schule oder versäumen familiäre Verpflichtungen. Und: Die meisten wollen abends gern früher einschlafen und morgens auch eher wach werden, können das Vorhaben aber trotz Anstrengung nicht umsetzen. Wer entgegen seiner versetzt laufenden inneren Uhr versucht, zu üblichen Zeiten wach und aktiv zu sein, braucht morgens oft besonders lange, um aus dem Dämmerzustand herauszukommen. Ihr Kreislauf ist oft noch lange nicht auf Touren. Manche fangen sich häufig eine Erkältung ein, weil der weniger erholsame Schlaf das Immunsystem schwächt.

In vielen Fällen ist die Taktung schon ziemlich lange aus dem Ruder geraten, die Rhythmusstörung chronisch. Denn: Meist beginnt sie in der Jugend. Während nur einer von 1000 Erwachsenen verzerrte Schlafphasen aufweist, kennt das unter den Jugendlichen bis zu jeder Sechste. Bei vielen verläuft sich die Störung wieder, ohne dass eine Behandlung notwendig ist. Bei anderen wächst sich das Problem nicht aus.

Auch im Alter oder bei bestimmten psychischen Erkrankungen verschiebt sich der Takt oft deutlich – allerdings in die andere Richtung. Betagte Menschen werden oft schon am frühen Abend müde und gehen sehr zeitig ins Bett, haben dann oft zu sehr früher Stunde, oftmals noch in der Nacht, ausgeschlafen. Bei Menschen mit mittel bis schwer ausgeprägter Demenz ist der Schlaf-Wach-Rhythmus meist komplett zerstückelt. Sie schlafen mitunter ein paar Stunden am Tag, nur wenig in der Nacht, sind oftmals zu später Stunde aktiv. Rhythmusstörungen können mitunter leicht behandelt werden. Bei Schichtarbeitern und Jetlag-Geplagten genügen oft Verhaltenstipps und vorkehrende Maßnahmen. In schweren Fällen können vorübergehend Medikamente eingesetzt werden. Eine Behandlung mit Licht erwies sich bei Schichtarbeitern und bei älteren Menschen, die besonders früh müde werden, als wirksam. Um morgens eher fit zu werden oder abends länger durchzuhalten, können sie besonders helle Lampen, die das Tageslicht simulieren, einsetzen. Schwerwiegendere, chronische Formen der Rhythmusstörungen treten nicht sehr häufig auf. Daher gibt es bisher auch wenig Forschung dazu, wie sie wirksam behandelt werden können. Um den Schlaf am Abend zeitiger herbeizuführen, diskutieren Schlafforscher, ob sie Melatonin oder Schlafmedikamente verabreichen sollten. Einzelne Untersuchungen deuten daraufhin, dass die Mittel hilfreich sein können. Ebenso erfolgreich: die Chronotherapie. Dabei verlagern Schlafmediziner über Wochen hinweg Schritt für Schritt mit den Betroffenen zusammen die Einschlafzeit nach vorne. Sie hat Studien zufolge bei Betroffenen zu normaleren Schlafenszeiten geführt.

Wenn Sie unruhig schlafen

Nicht alle liegen nachts ruhig im Bett. Einige wandern umher, andere schrecken hoch, nicht wenige träumen schlecht, doch nur wenn diese Leid verursachen, muss es behandelt werden.

Sie sind oft Stoff für Horrorfilme und Kriminalliteratur: Albträume, Schlafwandler und nächtliche Angstschreie. Die Parasomnien treten unwillkürlich auf, mitten in der Nacht. Die Schlafenden können sich meist nicht einmal an ihre nächtliche Panik oder Wanderungen erinnern, wohl aber an Albträume, aus denen sie hochschrecken. Ein Anlass zur Beunruhigung sind diese Phänomene meist nicht, sondern in vielen Fällen schlicht Veranlagung und durch Stress ausgelöst. Einige nächtliche Ereignisse vergehen von allein, andere lassen sich mit simplen Methoden behandeln.

Horrorfilm im eigenen Kopf

Verfolgungsjagden, blutrünstige Monster, der Tod eines geliebten Menschen: Sechs von zehn Erwachsenen haben ab und zu Albträume. Die Ursachen können vielfältig sein. Belastende Filme oder TV-Sendungen begünstigen Albträume ebenso wie ein stressiger Alltag. Auch Fieber oder viele Veränderungen im Leben spiegeln sich bei einigen im Schlaf wieder. Sie träumen in solchen Lebensphasen plötzlich gehäuft schlecht. Auch bestimmte Medikamente und Substanzen können Gruselträume befördern. Schlafmittel, Antidepressiva und Rauschmittel wie Marihuana wirken sich auf die Gehirnaktivität aus – und lösen mitunter Albträume aus. Fakt ist aber: Gelegentliche oder phasenweise auftretende Albträume sind kein Grund zur Sorge. Wer jedoch ein halbes Jahr oder länger jede Woche nachts aus solchen Träumen hochschreckt oder wegen der Träume zunehmend Angst hat, einzuschlafen, sollte aktiv werden. Denn: Albträume lassen sich behandeln. Meist sogar mit wenig Aufwand. Es gibt eine simple, psychologische Methode, mit der Sie Albträumen selbst den Garaus machen können (siehe Kasten rechts). Funktioniert diese nicht in Eigenregie, können Psychologen oder Schlafmediziner Ihnen dabei helfen, die belastenden Träume loszuwerden. Auch das braucht meist nur wenige Sitzungen.

Bilden sich im Traum immer wieder anhaltende Konflikte oder Probleme aus dem Alltag ab, macht es auch Sinn, diese zu bearbeiten. Nach einem einfachen Schema lassen sich Probleme angehen – und lösen (siehe „Probleme lösen", S. 126). Nicht immer ist das möglich und Probleme sind nicht kontrollierbar. Dann hilft es, einen sinnvollen Umgang mit diesem Stressfaktor zu erlernen und zum Beispiel Entspannungsverfahren einzuüben, um trotz Belastung psychisch gesund zu bleiben.

Von nächtlichen Wanderungen und markerschütternden Schreien

Schlafwandeln und Nachtschreck sind eigentlich Phänomene aus der Kindheit, aber auch manche Erwachsene wandern im Schlaf durch die Wohnung oder schrecken schreiend hoch. Wie bei Albträumen treten solche Verhaltensweisen vor allem in sehr stressigen Zeiten, während einer schweren Erkältung oder durch Schlafmangel bedingt auf.

Wenn Erwachsene schlafwandeln, spazieren sie ebenso wie Kinder mit offenen Augen durch das Schlafzimmer oder andere Wohnräume, sprechen verwaschen und schauen leer in die Gegend. Am nächsten Tag wissen sie nichts mehr von ihrem Ausflug. Sie befinden sich währenddessen in einer besonders ausgeprägten Tiefschlafphase – und können aus dieser auch nur schwer geweckt werden. Wie bei Kindern ist es daher auch bei erwachsenen Schlafwandlern wichtig, mögliche Gefahrenquellen zu beseitigen. Fenster und Türen sollten abgeschlossen sein, damit die Person im Schlaf nicht das Haus verlässt. Treppen sollten durch ein Gitter oder eine versperrte Tür gesichert werden. Auf dem Boden sollten kei-

Checkliste

Den Albtraum beenden

Psychologen setzen auf die sogenannte Imagery Rehearsal Therapy. In wenigen Schritten lernen die Betroffenen, das Drehbuch ihres Albtraums umzuschreiben und zu verinnerlichen. Bei den meisten genügt das, um den Horrorszenarien ein Ende zu setzen.

- ☐ **Aufschreiben.** Bringen Sie Ihren Albtraum möglichst detailliert zu Papier, auch wenn Sie das als belastend empfinden. Alleine dieser Schritt kann die Häufigkeit der nächtlichen Schreckensbilder verringern.
- ☐ **Umschreiben.** Überlegen Sie sich, wie Sie die Handlung des Traumes verändern können. Es darf eine ganz langweilige Wendung sein oder eine besonders lustige, vielleicht ein Helfer oder ein Detail zu Ihren Gunsten. Sie sollten aber nicht weglaufen oder davonfliegen. Damit bewältigen Sie die Situation nicht aktiv und verhindern eine positive Lösung. Fällt Ihnen nichts ein, lassen Sie sich von einem Vertrauten helfen. Sobald das neue Drehbuch steht, schreiben Sie auch die neue Handlung im Detail auf. Kinder können den Traum und das positive Ende aufmalen. Eltern sollten ihnen dabei helfen.
- ☐ **Verinnerlichen.** Spielen Sie nun zwei Wochen lang mindestens einmal pro Tag die neue Handlung in Gedanken durch. Szene für Szene. Nehmen Sie sich dafür fünf bis zehn Minuten Zeit und schließen Sie dabei die Augen. Lassen Sie den neuen Film vor Ihrem inneren Auge ablaufen.
- ☐ **Dranbleiben.** Bei mehreren wiederkehrenden Albträumen: Wählen Sie zu Beginn nicht den schlimmsten. Der könnte zu stark aufwühlen. Und: Geben Sie nicht gleich auf, wenn der Traum zunächst doch wiederkommt.
- ☐ **Hilfe suchen.** Schlafen Sie nach zwei Versuchen (etwa vier Wochen) IRT noch immer nicht besser, sollten Sie einen Psychotherapeuten, Psychiater oder einen Schlafmediziner zurate ziehen.

FAKTEN ÜBERS SCHLAF-WANDELN

1 Hängt Schlafwandeln mit dem Mond zusammen? Früher dachte man, Schlafwandeln müsse etwas mit dem Mond zu tun haben, weil viele Nachtwanderer auf ihn zusteuern. Schlafwandler wenden sich Licht zu, das kann auch eine Lampe sein.

2 Können Schlafwandler Auto fahren? Ja, Schlafforscher berichten von einem Schlafwandler, der sich ans Steuer setzte und losfuhr. Nicht ungewöhnlich ist, dass Schlafwandler nachts Aufgaben zu Ende bringen, die sie am Tag nicht geschafft haben.

3 Leben Schlafwandler ihren Traum aus? Nein, die Schlafphase, in der Menschen schlafwandeln, ist nicht die, in der sie träumen. Aber gibt es eine seltene Schlafstörung, bei der die Betroffenen in der Traumphase aktiv werden, obwohl dann normalerweise die Muskulatur blockiert ist. Dabei handelt es sich nicht um Schlafwandeln im eigentlichen Sinn.

ne Gegenstände herumliegen. Wer nachts den Schlafwandler antrifft, sollte ihn wenn möglich nicht wecken, sondern ohne große Aufregung in sein Bett zurückgeleiten.

Ähnliches gilt für den Pavor Nocturnus, die nächtliche Panik. Vor allem Kinder, vereinzelt auch Erwachsene, schrecken nachts laut schreiend aus dem Schlaf hoch, mit aufgerissenen Augen, schwitzend und panischem Gesichtsausdruck. Einige schlagen um sich. Nach nur wenigen Sekunden, selten Minuten fallen sie wieder in ihr Kissen und schlafen weiter. Auch sie erinnern sich morgens nicht an den Aufruhr. Wie Schlafwandler befinden sie sich während der Panik in einer Tiefschlafphase, und auch sie sollten nicht geweckt werden. Versuche, sie aufzuwecken oder zu beruhigen, wehren sie meist ab.

Für beide Nachtaktivitäten gilt auch bei Erwachsenen: Sie sind meist kein Grund zur Beunruhigung. Oftmals standen die Personen in den vergangenen Tagen unter besonderem Stress, kamen kaum zum Schlafen oder waren stark erkältet. Legen sich diese Umstände wieder, werden auch die Nächte ruhiger. Tipp: Wer zu Schlafwandeln oder Albträumen neigt, sollte möglichst auf Alkohol verzichten. Auch manche Medikamente begünstigen die nächtliche Aktivität. Experten empfehlen zur Vorbeugung außerdem Entspannungsübungen vor dem Zubettgehen. Ausreichend Schlaf senkt ebenfalls das Risiko für die nächtlichen Störungen.

Wenn Atemnot oder zuckende Glieder Sie wachhalten

Atem- und Bewegungsstörungen im Schlaf sind häufig. Schnarchen, treten und kribbelnde Beine machen die Nacht weniger erholsam – für den Betroffen und seinen Bettpartner.

Es lärmt und tritt in Deutschlands Schlafzimmern. Nächtliche Atemprobleme wie Schnarchen oder Atemaussetzer sind weit verbreitet. Aber auch das unaufhörliche Kribbeln in den Beinen, bekannt als Restless-Legs-Syndrom, sowie heftige Bewegungen von Armen oder Beinen im Schlaf belasten zahlreiche Menschen – und ihre Bettpartner. Die Atem- oder Bewegungsstörungen behandeln zu lassen, verbessert mitunter nicht nur das eigene Wohlbefinden, sondern auch das der Mitmenschen, die immer wieder nachts vom lautstarken Atmen oder von Tritten geweckt werden.

Schnarchen: Krach im Schlafzimmer

Das Bett: ein Ort der Ruhe und Stille? Keineswegs. In Deutschlands Schlafzimmern röchelt, grunzt und sägt es – lautstark: Etwa jeder dritte Deutsche schnarcht, ab 40 Jahren sogar jeder zweite. Meist sind es Männer, manche so laut wie ein Rasenmäher.

Ungesund oder bedenklich ist der Krach für die Schnarcher nicht. Da das nächtliche Grunzen an sich keine Krankheit ist, muss es in der Regel auch nicht behandelt werden. Allerdings raubt der Lärm oft dem Bettpartner den Schlaf. Die Geräusche unterbrechen ihre Nachtruhe und machen sie weniger erholsam. Zu wissen, was die Atemgeräusche auslöst und Schnarchförderer zu beheben, kann die gemeinsamen Nächte wieder angenehmer machen.

Tatsächlich sind mehrere Ursachen möglich. Im Schlaf erschlaffen zum einen sämtliche Muskeln des Körpers – auch die im Mund. Das Gewebe vibriert dann leichter und verursacht die ungeliebten Töne. Häufig ist es das Gaumensegel, das im Rachen die Geräusche erzeugt. Es flattert beim Atmen hin und her. Bei manchen stärker als bei anderen, vor allem aber in Rückenlage.

Zum anderen nimmt mit dem Alter die Wahrscheinlichkeit zu schnarchen zu, weil das Körpergewebe schlaffer wird und damit auch die Atmung in der Nacht lauter. Aber auch zu viel Gewebe verursacht den Lärm – in jedem Alter. Rutscht in Rückenlage etwa eine zu große Zunge in den Rachen, sucht sich die Luft einen Weg an ihr vorbei. Der Atemzug wird stärker und versetzt das umliegende Gewebe in Mund und Rachen in lautstarke Schwingungen. Dasselbe kann auch eine geschwollene Schleimhaut bei Schnupfen oder Allergien bewirken. Eine Fehlstellung des Kiefers, chronische Nasennebenhöhlenentzündungen sowie eine schiefe Nasenscheidewand können die störenden Atemgeräusche ebenso begünstigen. Besonders häufig schnarchen jedoch Menschen mit Übergewicht: Zum einen erschwert ihr Bauchfett das Atmen. Zum anderen drückt ein Doppelkinn den hinteren Teil der Zunge in Richtung Rachen.

Wenn der Atem stockt

Bei manchen bleibt es nicht beim Schnarchen. Wenn die Atemgeräusche im Schlaf unregelmäßig und immer lauter werden oder plötzlich für Sekunden die Atmung aussetzt, ist Obacht geboten. Denn normales Schnarchen kann in das Schlafapnoesyndrom übergehen. Die oberen Atemwege kollabieren dann und versperren der Luft den Weg in die Lunge. Bis zu 4 von 100 Erwachsenen leiden darunter, Männer häufiger als Frauen, Ältere eher als junge Erwachsene. Die Folgen der Atemstörung können lebensgefährlich sein. Eine Behandlung lohnt sich – und ist meist erfolgversprechend.

Menschen mit Schlafapnoesyndrom atmen im Schlaf sekundenlang gar nicht oder so flach, dass nicht genügend Sauerstoff in die Lungen gelangt. Das Gehirn reagiert dann mit einem inneren Alarm und reißt den Körper aus dem Tiefschlaf. Die Betroffenen holen plötzlich wieder tief Luft, meist in Form eines besonders lauten Schnarchens. Auf diese Weise erwachen sie in der Nacht sehr häufig, oft ohne das bewusst mitzubekommen. Am Folgetag sind sie besonders müde und schlafen schnell bei monotonen Tätigkeiten oder in Ruhesituationen ein (Selbsttest Tagesschläfrigkeit). Vor allem beim Autofahren und an manchem Arbeitsplatz kann das gefährlich werden.

Auch für das Herz ist ein Schlafapnoesyndrom purer Stress, denn jeder Atemaussetzer verursacht im Blut einen Abfall von Sauerstoff. Das Herz pumpt deshalb kräftiger, der Blutdruck steigt. Schon allein das befördert Herz-Kreislauf-Erkrankungen. Beim Weckmechanismus des Gehirns strömt zudem jedes Mal das Stresshormon Adrenalin durch den Körper. Statt zu ruhen, ist der Körper plötzlich in Flucht- oder Kampfbereitschaft, macht also Überstunden. Menschen mit Schlafapnoesyndrom haben daher ein erhöhtes Risiko für Bluthochdruck, einen Herzinfarkt oder Herzstillstand sowie für Schlaganfälle. Rechtzeitig erkannt, können diese Gefahren jedoch gebannt werden.

Was hilft gegen Schnarchen und Atemstörung

Wer sich tagsüber matt fühlt, obwohl er lang genug geschlafen hat, sollte sich ärztlich untersuchen lassen. Sowohl Hals-Nasen-Ohren-Ärzte als auch spezialisierte Schlafmediziner und Lungenärzte helfen weiter. Ebenso wie die Auslöser von Schnarchen

Checkliste

Wie müde sind Sie am Tag?

Wer vermutet, an Schlafapnoe zu leiden, sollte prüfen, wie häufig er im Alltag einnickt. Anhand Ihrer Tagesmüdigkeit können Sie Ihr Risiko für die Erkrankung ablesen. Sind vier oder mehr der folgenden Situationen für Sie sehr oder mittel wahrscheinlich, besteht ein Apnoeverdacht. Wenden Sie sich dann an Ihren Haus- oder einen Facharzt.

Wie wahrscheinlich ist es, dass Sie in einer der folgenden Situationen einnicken oder -schlafen?

- ☐ Beim Lesen im Sitzen
- ☐ Beim Fernsehen
- ☐ Als passiver Zuhörer im Theater oder bei einem Vortrag
- ☐ Als Beifahrer im Auto bei einer sehr kurzen Fahrt
- ☐ In einem Gespräch
- ☐ Beim ruhigen Dasitzen nach dem Mittagessen
- ☐ Wenn Sie sich nachmittags zum Ausruhen hingelegt haben
- ☐ Als Autofahrer im Stau oder auch wartend an der Ampel

(angelehnt an die „Epworth Schläfrigkeitsskala“ (ESS) nach Dr. Murray W. Johns)

Weitere Hinweise auf ein Schlafapnoesyndrom: Die Betroffenen sind morgens sehr müde, klagen über Kopfschmerzen am Morgen, haben ein abnehmendes Interesse an Sexualität, mitunter Potenzprobleme und zeigen depressive Symptome wie Antriebslosigkeit und Niedergeschlagenheit.

und Schlafapnoe sind auch die Behandlungsmethoden vielfältig.

- **Aus der Apotheke.** Eines gleich vorweg: Wirksame Medikamente gegen Schnarchen und Schlafapnoe gibt es nicht. Die Wirkung von Ölen, Tropfen oder Schnarchsprays aus der Apotheke ist wissenschaftlich nicht ausreichend belegt. Wer allerdings wegen einer Allergie oder eines Schnupfens schnarcht, dem kann ein abschwellendes Nasenspray (Wirkstoffe z. B. Xylometacin), helfen. Dies sollte allerdings nicht länger als zwei Wochen am Stück angewandt werden, da es die Nasenschleimhaut schädigen kann. Weitere Anti-Schnarchmittel ohne Wirknachweis: Sprech- und Singübungen, die die Muskulatur im Mund und Rachen stärken sollen, regelmäßiges Didgeridoospielen und Weckapparate.

- **Im Alltag.** Vor allem hilft es, etwas am eigenen Lebensstil zu verändern. Abnehmen ist einer der ersten Tipps, die Ärzte übergewichtigen Schnarchern geben, denn Fettpolster in Hals und Rachen erschweren die Atmung. Weitere Schnarchförderer sind Alkohol, Medikamente wie Beruhigungs- und Schlafmittel, aber auch Allergietabletten. Darauf sollte vor allem am Abend verzichtet werden, denn diese Substanzen lockern das Muskelgewebe und fördern somit das lautstarke Atemgeräusch. Auch Rauchen und Kaffee provozieren den Lärm. Beide reizen die Schleimhaut, rauchen verengt zudem die Atemwege.
- **Schlafposition.** Wer hauptsächlich in der Rückenlage zum Schnarchen neigt, nicht aber auf der Seite, dem helfen mitunter Schnarchrucksäcke oder Rückenlageverhinderungswesten. Das Prinzip: Ein knubbliger Gegenstand am Rücken verhindert, dass der Betroffene sich auf den Rücken legen kann. Ein Tennisball im Schlafshirt oder ein festes Kissen im Rücken haben den gleichen Effekt. Auch den Oberkörper generell etwas höher zu legen, kann die Atmung in der Nacht erleichtern.
- **Zahnschiene.** Anderen kann eine Art Zahnspange aus Kunststoff zu mehr Atemruhe verhelfen. Die sogenannte Protrussionsschiene schiebt den Unterkiefer weiter vor, sodass im Rachen mehr Platz für Luft ist. Ein Zahnarzt muss hierbei allerdings regelmäßig überprüfen, ob der Kiefer sich dadurch nicht dauerhaft verschiebt oder verformt.
- **OP-Eingriff.** Funktionieren die weniger aufwendigen Behandlungsmethoden nicht, ist auch eine Operation denkbar. Mediziner entfernen etwa am Gaumen und im Rachen überschüssiges Gewebe, damit die Luft leichter durchkommt, oder sie straffen es, damit es weniger vibriert. Ein Eingriff ist aber mitunter auch sinnvoll, wenn der Kiefer eine Fehlstellung aufweist oder die Nasenscheidewand schief ist und die Atemgeräusche oder Aussetzer vor allem dadurch entstehen.
- **Atemgerät.** All diese Maßnahmen können auch das Schlafapnoesyndrom mildern. Ab einem bestimmten Schweregrad hat sich gegen diese Atemstörung aber vor allem eine Atemmaske für die Nacht bewährt, ein CPAP-Gerät (Continuous Positive Airway Pressure: kontinuierlicher positiver Atemwegs-

druck). Ein Schlauch verbindet die Maske auf der Nase mit einem handtaschengroßen Gerät auf dem Nachttisch. Es führt mit Überdruck Luft in die Atemwege. Der Druck verhindert ein Kollabieren der Atemwege, also Schnarchen und Atemaussetzer. Anwender berichten, dass sie sich morgens viel frischer fühlten, mehr Leistung am Arbeitsplatz erbringen konnten, am Tag seltener müde waren und einschliefen, aber auch insgesamt vitaler und aktiver am Leben teilnahmen.

Wenn die Beine nicht zur Ruhe kommen

Sie liegen abends im Bett. Endlich Ruhe. Doch es kribbelt und sticht in den Beinen. Sie verspüren einen Drang, sie zu bewegen, müssen nachts raus, laufen hin und her statt zu ruhen. Etwa einer von zehn Deutschen kennt das. Sie leiden unter dem Restless-Legs-Syndrom (RLS). Oft umschreiben sie das piksende Gefühl mit Ameisen, die über ihre Beine laufen. Ihre Gliedmaßen kommen nicht zur Ruhe – und Sie somit auch nicht. Die Folge: Die Betroffenen fühlen sich am morgen kaum erholt und sind tagsüber oft sehr müde.

Frauen leiden häufiger darunter, vor allem Schwangere. Von ihnen ist jede Dritte betroffen. Nach der Schwangerschaft verschwinden die Beschwerden allerdings in der Regel schnell, können aber immer wiederkehren. Meist kommt das Syndrom innerhalb einer Familie gehäuft vor. Hat sonst niemand in der Familie die Beschwerden, können andere Ursachen dahinterstecken, etwa ein Eisenmangel, eine Niereninsuffizienz. Auch Medikamente wie einige Antidepressiva lösen mitunter die Missempfindungen aus. Patienten mit Morbus Parkinson oder Multipler Sklerose berichten ebenfalls gehäuft von RLS. Nicht zu verwechseln ist das Stechen und Prickeln mit Krämpfen in der Muskulatur oder dem Kribbeln, wenn einem die Gliedmaßen „eingeschlafen“ sind.

RLS – oft ein Problem von Frauen und ganz besonders in der Schwangerschaft.

Die gute Nachricht: Oftmals können sich Betroffene selbst helfen. So empfehlen Experten entweder warme Bäder, eine Heizdecke oder genau das Gegenteil: Eisbeutel oder kalte Bäder. Beide Extreme lindern die Beschwerden. Massagen für die Beine tun ebenso gut wie regelmäßige Bewegung und Sport sowie der Verzicht auf Koffein. Bessern sich die Beschwerden durch diese Hausmittel nicht, können Mediziner auch Medikamente einsetzen. Mittel mit L-Dopa, einem Wirkstoff, der sonst bei Parkinson-Patienten eingesetzt wird, können die unruhigen Beine besänftigen. Sie sollten jedoch nur in schweren Fällen zum Einsatz kommen.

Tritte in der Nacht

Mehr als acht von zehn Betroffenen mit RLS zucken auch nachts mit ihren Gliedmaßen. Mitten im Schlaf treten oder schlagen sie mitunter heftig umher.

Solche periodischen Bewegungen von Armen oder Beinen sind generell nicht selten. Etwa sieben von zehn Erwachsenen zucken ab und an kräftig im Schlaf mit den Gliedern – die wenigstens bemerken das

Checkliste

Habe ich ein Restless-Legs-Syndrom?

- ☐ Haben Sie Missempfindungen wie Ziehen, Stechen, Kribbeln und Schmerzen oder ein schwer zu beschreibendes, unangenehmes Gefühl in Beinen oder Armen?
- ☐ Haben Sie oft den Drang, die Beine zu bewegen und umherzulaufen?
- ☐ Treten Ihre Beschwerden meist in entspannten Situationen auf?
- ☐ Sind Ihre Beschwerden nachts stärker ausgeprägt als tagsüber?
- ☐ Können Ihre Beschwerden durch Bewegung gelindert oder ganz zum Verschwinden gebracht werden?
- ☐ Haben Sie Schwierigkeiten beim Einschlafen oder nachts durchzuschlafen?
- ☐ Fühlen Sie sich tagsüber unausgeschlafen, erschöpft oder müde?
- ☐ Kommt es vor, dass Ihre Beine während des Schlafes oder tagsüber in Ruhesituationen zucken oder Bewegungen durchführen, die Sie nicht beeinflussen können?
- ☐ Treten oder traten Ihre Beschwerden nicht regelmäßig auf, sondern gibt oder gab es auch Tage bzw. Nächte ohne Beschwerden?
- ☐ Gibt es in Ihrer Familie andere, die ähnliche Beschwerden haben?

Wenn Sie fünf oder mehr dieser Fragen bejahen können, besteht der Verdacht auf ein Restless-Legs-Syndrom. Wenden Sie sich an Ihren Hausarzt. Dieser wird erste Untersuchungen vornehmen und Sie eventuell überweisen.

(angelehnt an den Restless-Legs-Syndrom Screening Questionnaire der Universität Marburg)

selbst. Meist bekommt es der Bettnachbar ab. Passiert das regelmäßig, kann das für beide belastend sein.

Denn auch der Zuckende wird durch die körperliche Aktivität jedes Mal wieder aus dem Tiefschlaf gerissen. Meist wird er sich dessen jedoch nicht bewusst. Die wenigsten erwachen komplett durch die Bewegungen. Der Schlaf wird dennoch durch die Tritte und Armschlenker gestört und ist dadurch weniger erholsam. Auf Dauer belastet das die Betroffenen, sie sind tagsüber eher müde.

Die unwillkürlichen Bewegungen in der Nacht nehmen mit dem Lebensalter zu. Knapp ein Viertel der 50- bis 65-Jährigen sowie fast die Hälfte aller Erwachsenen über 65 Jahren zuckt nachts mehrfach stark. Die genauen Ursachen dafür kennen Mediziner noch nicht. Daher gibt es auch keine Standardbehandlung.

Ganz beseitigen lassen sich die Bewegungen bislang noch nicht. Schlafmediziner können den Betroffenen aber mit Verhaltenstrainings helfen, trotzdem gut zu schlafen. Einige Medikamente scheinen zudem die Gliedmaßen in der Nacht ruhigzustellen, die wissenschaftlichen Untersuchungen dazu sind aber noch nicht ausreichend. Oftmals ist aber auch gar keine Behandlung notwendig. Wer sich von den Zuckungen im Schlaf nicht beeinträchtigt fühlt, braucht keine ärztliche Hilfe.

Wenn Zähne aufeinanderschrammen

Weniger sichtbar, aber trotzdem gut zu hören: nächtliches Zähneknirschen. Die Betroffenen beißen mitunter mit dem zehnfachen des normalen Drucks zu. Ihre Zähne mahlen mit enormer Kraft aufeinander. Der Zahnschmelz nimmt auf Dauer davon Schaden, Zähne können sich lockern oder Teile sogar abbrechen. Durch die dauerhafte Anspannung der Kaumuskeln verkrampft oft auch die Gesichtsmuskulatur sowie der Nacken- und Schulterbereich. Schmerzen in den Muskeln, aber auch Kopfschmerzen, die dadurch entstehen, können nicht nur tagsüber zusätzlich belasten, sondern auch vom Einschlafen abhalten. Langjähriges Zähneknirschen kann zudem das Kiefergelenk verformen und dort zu Entzündungen führen.

“ Zähneknirschen ist eng verknüpft mit einem belastenden Alltag und viel Stress.

Die Behandlungsansätze sind vielfältig: Eine Aufbissschiene kann die Zähne schützen, Massagen die verspannten Muskelpartien lockern, Entspannungstechniken können die innere Unruhe und Stressempfinden senken.

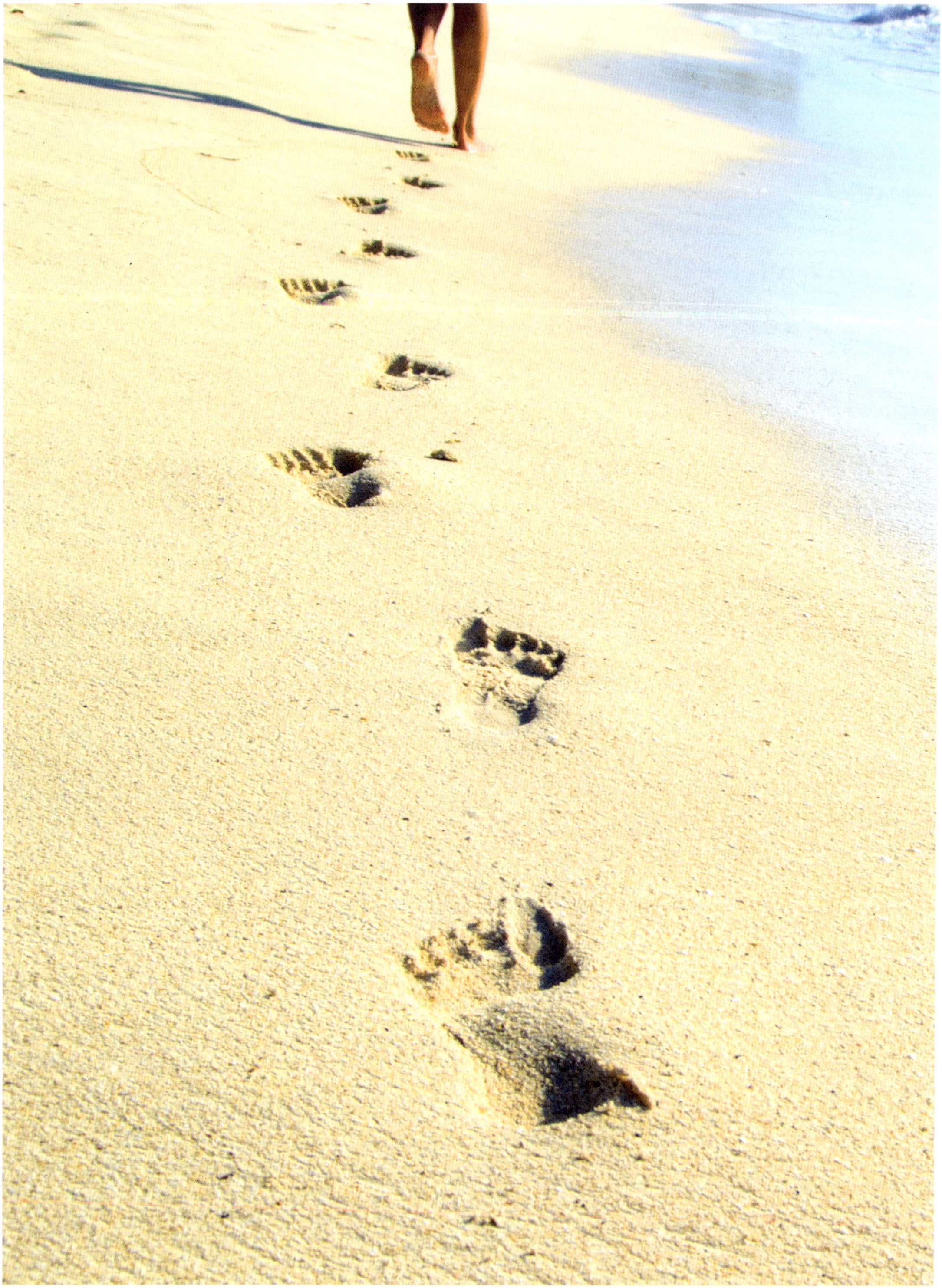

Selbst etwas verändern

Viele Störfaktoren im Schlafzimmer und im Bett lassen sich auch ohne professionelle Unterstützung bekämpfen. Erfahren Sie, wie Sie in sechs Schritten zu besserem Schlaf kommen können.

Jeder zehnte Deutsche kann mehrere Nächte pro Woche nicht einschlafen oder wacht nachts auf. Viele denken, das gehört eben dazu oder da kann man nichts machen. Doch das stimmt nicht. Jeder schläft mal schlecht. Dauerhafte Schlafstörungen sind allerdings nicht hinzunehmen. Sie belasten das Leben am Tag, nehmen Kraft und Lebensfreude. Dabei können die meisten Schlafbeschwerden gut und oft auch in kurzer Zeit behandelt werden – sogar auf eigene Faust.

Sie haben Ihre persönlichen Störenfriede erkannt? Sie wollen Ihren Schlaf verbessern, sich Ihre Nachtruhe zurückholen? Wer schlaflose Nächte durchlebt, kann versuchen, die Schlaflosigkeit allein zu bekämpfen.

Gehen Sie allerdings nicht ohne professionelle Hilfe gegen Ihre Schlafstörungen vor, wenn

- die Schlaflosigkeit durch eine körperliche oder psychische Erkrankung ausgelöst wird
- Medikamente oder andere konsumierte Substanzen den Schlaf verleiden
- Sie die Schlafprobleme als besonders schwer empfinden und stark unter der Schlafstörung leiden
- die Schlafproblematik schon länger als drei Monate anhält

- Sie außer der Schlaflosigkeit unter Atemaussetzern im Schlaf leiden
- Sie ernsthafte Ängste vor dem Einschlafen entwickelt haben.

Lassen Sie sich in diesen Fällen von Ihrem Hausarzt oder einem Schlafmediziner untersuchen oder auch von einem Arzt oder Psychologen bei Ihrem Vorhaben begleiten und unterstützen.

Bestehen die Beschwerden noch nicht allzu lang und beeinträchtigen Ihren Alltag nicht in großem Maße, dann können Ihnen die folgenden sechs Schritte zu besserem Schlaf verhelfen. Sie sind auch in einer professionellen Behandlung von Insomnien die Grundpfeiler. Die Hilfsmaßnahmen setzen auf unterschiedlichen Ebenen an: Gedanken, Körperempfinden, Schlafgewohnheiten und Tagesgestaltung. Das ist sinnvoll, denn eine Insomnie verfestigt sich meist auf mehreren Ebenen, wie im Kapitel „Schlafprobleme“ ab S. 71 gezeigt. Greifen die Hilfen nur an einer Stelle ein, zum Beispiel bei den ungünstigen Gewohnheiten, bestehen überhöhte Erwartungen an den Schlaf, die Grübeleien oder die körperliche Unruhe fort – und stören den Schlaf weiterhin.

Wer auf eigene Faust seinen Schlaf zurückerobern möchte, sollte die verschiedenen Ebenen durcharbeiten. Ein Schlaftagebuch sowie mehr Wissen über Schlaf sind erste Schritte. Für manche gibt es schon dabei erhellende Momente, die entlasten und die Nachtruhe zurückbringen. Die Schlaf-Regeln sorgen für mehr Struktur und bessere Nächte. Entspannungsverfahren oder Anti-Grübel-Übungen bieten sich an, wenn Anspannung oder Gedankenkreisen einer der Hauptgründe für Schlafstörungen sind. Zusätzlich lohnt es sich, eine von zwei psychologischen Methoden auszuprobieren, die Schlafmediziner standardmäßig bei der Behandlung von Schlafstörungen einsetzen. Und: Sie müssen keinesfalls alle Hilfestellungen, Tricks und Tipps umsetzen. Sie sind Vorschläge, geben Anregung dafür, wo typischerweise Verbesserungen möglich sind. Sie bekommen so Anhaltspunkte, welche Faktoren und Verhaltensweisen den Schlaf

---

Schlafmediziner empfehlen jedem, der andauernde und schwerwiegende Schlafprobleme hat, sich vom Arzt untersuchen zu lassen, um auszuschließen, dass eine körperliche oder psychische Erkrankung oder Medikamente die Beschwerden verursachen. In solchen Fällen wäre Selbsthilfe nicht ausreichend. Sie kann die Störung zwar lindern, aber die Ursache ist so nicht behoben und verleidet weiterhin den Schlaf.

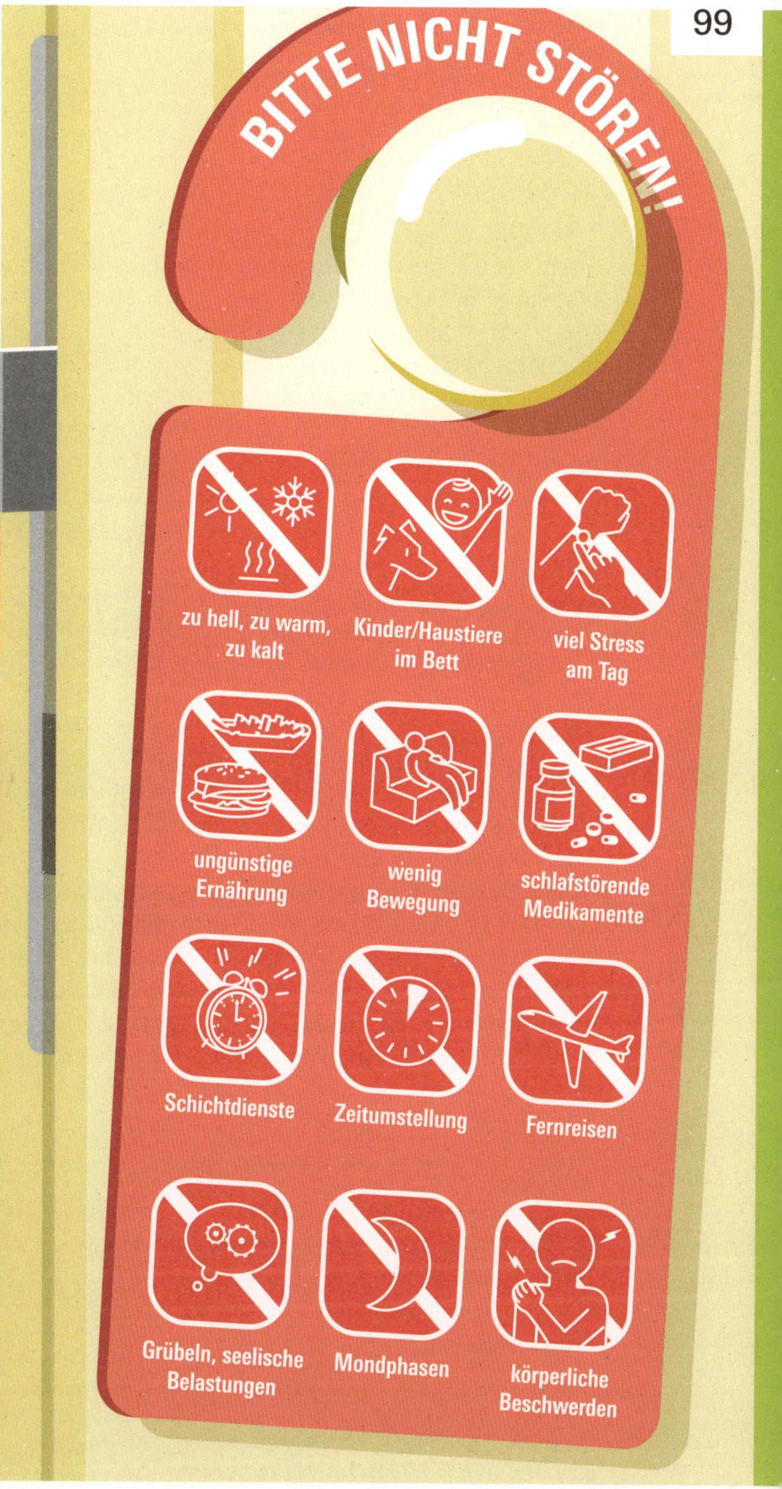

Jeder Mensch reagiert anders auf Störfaktoren. Einige von ihnen sind einem erholsamen Schlaf allerdings besonders abträglich. Die meisten davon lassen sich beeinflussen.

erleichtern können. Alle zu beherzigen ist aber noch lange keine Garantie für eine geruhsame Nacht. Manchmal genügt es wiederum schon, an einer Stelle zu schrauben, und der Schlaf ist wieder repariert.

→ Gehen Sie diesen Weg nicht allein

Wenn Ihre Schlafstörungen mehr als drei Monate anhalten, Ihre normale Lebensführung stark beeinträchtigen und Sie sehr unter der Situation leiden, suchen Sie sich Unterstützung.

Aber Achtung: Machen Sie Ihre Nachtruhe nicht zu Ihrem Tagesinhalt. Den ganzen Tag oder Abend darüber nachzudenken, welches Verhalten nun den Schlaf in welcher Weise beeinflussen könnte, fördert ihn nicht, sondern kann ihn sogar vertreiben. Mit großen Erwartungen gehen Sie dann zu Bett, sind womöglich sogar angespannt, weil Sie so viel Energie in die optimale Schlafvorbereitung gesteckt haben. Setzt der Schlaf dann nicht gleich ein, kommt schnell Frust auf. Zugleich haben Sie dann viel Zeit damit verbracht, zu bedenken, was die Nacht perfekt macht, aber haben die Stunden, in denen Sie noch wach waren, nicht für Dinge genutzt, die Sie gern machen und die Ihnen guttun.

Das wichtigste Ziel ist, dass Sie sich wohlfühlen in Ihrem Bett und Schlafzimmer. Probieren Sie also ruhig ein paar Tipps und Veränderungen aus. Finden Sie heraus, was Ihnen beim Einschlafen hilft und was nicht. Wenn ein abgedunkeltes Zimmer Sie eher am Schlaf hindert, dann lassen Sie die Jalousie eben oben. Wenn Sie die tickende Uhr im Flur bisher nicht vom Einschlafen abgehalten hat, dann kann sie dort auch hängen bleiben. Stört eine Joggingrunde den abendlichen Schlummer nicht und ist gut für Ihr Wohlbefinden, dann behalten Sie sie bei.

Schlafen Sie trotz Wohlfühltemperatur und Kuschelkissen mal ein paar Nächte nicht durch oder brauchen ewig, um einzuschlafen, dann ist das noch kein Grund zur Sorge. Keiner schläft jede Nacht von Punkt 22.00 Uhr bis exakt 6.00 Uhr früh durch. Niemand.

Bei einigen Schritten aus dem Schlafstörungsstrudel heraus ist es sinnvoll, sich weitere Lektüre oder Anleitungen zu besorgen, die genauer erläutern, wie was im Detail umgesetzt werden kann. Eine Liste mit Empfehlungen für Bücher, CDs oder Online-Hilfen finden Sie im Kapitel „Hilfe“ ab S. 168.

Checkliste

Besser schlafen mit Smartphone-Apps?

Mehr als ein Dutzend Smartphone-Apps, die den Schlaf optimieren sollen, rufen in App-Stores nach Aufmerksamkeit. Die Anwendungen sollen beim Einschlafen helfen, das Aufwachen erleichtern oder Aufschluss über das nächtliche Verhalten geben. Den meisten fehlt der wissenschaftliche Nachweis, dass sie etwas bewirken. Einen Testlauf sind manche dennoch wert.

- ☐ **Einschlafhilfen.** Zahlreiche Apps preisen ihre schlaffördernde Wirkung an. Seichte Melodien, Meeresrauschen oder Regentropfen sollen in den Schlaf wiegen. Sie können die Entspannung erleichtern: Lauschen Sie den Klängen und versetzen Sie sich in Gedanken an den jeweiligen Ort. Einige Apps leiten auch bei meditativen Atemübungen an, die ebenfalls beruhigen und von Alltagsgrübeleien wegbringen sollen.
- ☐ **Geräuschrekorder.** Schnarchen, Reden oder lautes Stöhnen: Einige Menschen sind nachts besonders lautstark. Mit einigen Anwendungen fürs Smartphone lassen sich die Geräusche aufnehmen und am nächsten Morgen anhören. Die Mitschnitte sorgen vorerst sicherlich für viel Unterhaltung und Gelächter, können aber sinnvoll sein. Zum Beispiel wenn jemand den Verdacht hat, an einer Schlafapnoe zu leiden. Mithilfe der App kann das innerhalb weniger Nächte nachvollzogen werden. Nicht nur das typische und überlaute Schnarchen, sondern auch die Atemaussetzer müssten dann gut zu hören sein.
- ☐ **Intelligente Wecker.** Anhand der Bewegungen und der Geräusche, die jemand in der Nacht macht, sollen einige erkennen, in welcher Schlafphase sich jemand befindet. Sie machen Aufzeichnungen von der gesamten Nacht und lösen den Weckalarm aus, wenn der Nutzer vermeintlich in einer weniger tiefen Schlafphase, also leicht weckbar ist. Nachgewiesen ist jedoch nicht, ob die Anwendungen wirklich korrekt die Phasen messen und der Weckruf tatsächlich im bestmöglichen Zeitfenster anspringt.

Verschaffen Sie sich einen Überblick

Ein Schlaftagebuch ist der erste Schritt zu besserem Schlaf – auch weil es oftmals vor Augen führt, dass die rastlosen Nächte gar nicht so kurz und so häufig sind, wie empfunden.

Bevor Sie nun beginnen, Ihr Leben umzukrempeln und alles Mögliche zu tun, um wieder normal schlafen zu können, hilft es erst einmal, eine Art Bestandsaufnahme zu machen. Verändern Sie noch nichts, sondern verhalten Sie sich weitere zwei Wochen so wie bisher. Gehen Sie wie üblich ins Bett und behalten Sie Ihre Gewohnheiten bei. Aber führen Sie Protokoll darüber . Solch ein Schlaftagebuch kann bereits Erleichterung bringen. Schlafmediziner setzen es ein, um herauszufinden, um welche Schlafprobleme es sich handelt, wie oft und wie schwerwiegend sie sind. Die unten vorgeschlagenen Protokolle sind Empfehlungen der Deutschen Gesellschaft für Schlafforschung und Schlafmedizin (DGSM).

Beide sind schnell ausgefüllt, mehr als zwei bis drei Minuten dauert es meist nicht. In der Morgen-Übersicht tragen Sie ein, wann Sie am Abend das Licht gelöscht haben und am Morgen wach wurden, ob Sie nachts erwacht sind und wie erholsam Sie ihren Schlaf insgesamt fanden. Wichtig dabei: Die Uhrzeiten, zu denen Sie die Augen zugemacht und wieder geöffnet haben, sollten Sie erst am nächsten Morgen eintragen. Die Angabe, wie lange Sie gebraucht haben, um einzuschlafen, ist rein subjektiv und soll nur geschätzt werden. Gucken Sie also nicht nachts ständig auf die Uhr, um zu wissen, wie lang Sie nun schon auf den Schlaf warten. Das verursacht Druck und führt zum Gegenteil: Sie schlafen erst recht nicht ein.

Am Abend füllen Sie dann wieder ein kurzes Protokoll aus. Dort halten Sie fest, ob Sie am Tag geschlafen haben und wie Sie sich tagsüber gefühlt haben.

Nach den zwei Wochen erkennen Sie dann womöglich schon einige Muster – oder entdecken eine Überraschung. Viele stellen fest, dass sie doch mehr schlafen, als sie bislang immer geschätzt haben. Andere bemerken, dass sie gar nicht jede Nacht wach liegen, sondern nur ein paar Abende pro Woche. Sie erfahren also: Es gibt doch noch normale Nächte. Die Katastrophen-Gedanken „Ich kann nie schlafen" oder „Jede Nacht liege ich wach" bestätigen sich meist nicht. Zugleich wird in den Schlaftagebüchern offenkundig, wenn die Schlaflosigkeit

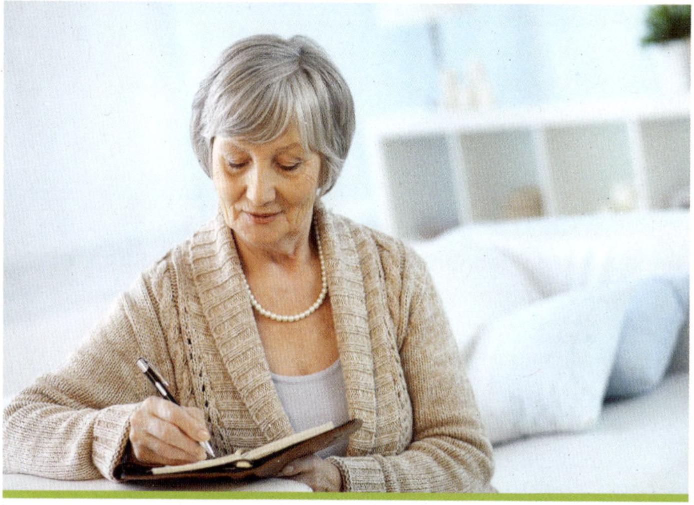

mit bestimmten Gewohnheiten oder Tagesereignissen zusammenhing. Zum Beispiel: Sie schliefen vor allem schlecht ein, wenn Sie tagsüber einen Streit hatten. Sie fühlten sich am Tage besonders schlapp, wenn Sie am Abend vorher vor der Nachtruhe ein paar Gläser Wein getrunken hatten. An Tagen, an denen Sie Sport gemacht oder Freunde getroffen haben, verzeichnen Sie keine Schlafprobleme. Sind solche oder andere Muster erkennbar, führt das bei vielen schon zu einem kleinen Aha-Effekt. Sie zeigen: Es gibt Dinge, die den Schlaf begünstigen, und welche Dinge ihn verhindern oder erschweren.

Protokolle der DGSM können Sie herunterladen: www.dgsm.de/downloads/fachinformationen/frageboegen/2wochen.pdf

Werden Sie Schlafexperte

Wissen ist Macht. Das gilt auch für den eigenen Schlaf. Je mehr Sie über das nächtliche Phänomen wissen, desto besser können Sie mit ihm umgehen und Störungen einordnen.

Wir alle schlafen. Ein Drittel unserer Lebenszeit verbringen wir im Schlummermodus. Man könnte meinen, weil wir Menschen schließlich jeden Tag schlafen, müssten wir gut darüber Bescheid wissen. Tatsächlich spuken viele Mythen über den Schlaf umher. Erst seit einigen Jahrzehnten entwirren Forscher all die Rätsel, die der Schlaf und seine Funktion in unserem Leben aufgeben. Viele Vorstellungen, die irgendwann entstanden sind und von Generation zu Generation mitgeschleppt wurden, können nun widerlegt werden. Viele Menschen mit Schlafproblemen machen sich aufgrund der weitverbreiteten Mythen enormen Druck: Schlaf muss eine bestimmte Dauer haben, zu einer bestimmten Zeit stattfinden und jede Nacht ausreichend sein. Diese Überzeugungen führen dazu, dass (zu) viele mit überhöhten Erwartungen zu Bett gehen und schnell aus dem Gleichgewicht kommen, wenn der Schlaf nicht nach dem gewünschten Muster abläuft.

→ Wie viel Schlaf brauche ich?

Variieren Sie Ihre Weckzeiten und damit die Schlafdauer. Notieren Sie, wie gut Sie sich jeweils am Morgen fühlten. Nach wie vielen Stunden kamen Sie am besten aus den Federn? Orientieren Sie sich bei der Schlafdauer daran. Haben Sie reguläre Bettgehzeiten und fühlen sich morgens trotzdem eher unausgeschlafen, dann lassen Sie den Wecker mal eine halbe Stunde früher oder später klingeln. Vielleicht verändert das schon etwas am Aufwachgefühl. Hält die Müdigkeit am Tag für mehrere Tage oder Wochen an, obwohl Sie genug geschlafen haben, sollten Sie das von einem Mediziner untersuchen lassen. Tagesschläfrigkeit kann der Hinweis auf ein körperliches Problem sein.

Mythen rund um den Schlaf

Die Mythen und die Wahrheit dahinter zu kennen, kann entlasten und zu einem gelasseneren Umgang mit dem Schlaf führen. Lesen Sie, was wirklich hinter den typischen Behauptungen über Schlaf steckt.

- **Der Schlaf verläuft gradlinig. Man schläft ein, sinkt immer tiefer und gen Morgen kommt man langsam wieder auf dem Tiefschlaf heraus, um dann zu Erwachen.** Ganz im Gegenteil. Der Schlaf verläuft in Phasen, die sich ständig abwechseln. Eine Phase ist meist anderthalb bis zwei Stunden lang. Manche davon sind besonders tief und man schläft darin wie ein Stein. Andere sind eher oberflächlich oder gespickt mit Träumen. Wahr ist, dass zum Ende der Nacht die Zeit in den Tiefschlafphasen abnimmt.
- **Nachts aufzuwachen ist ein Zeichen für schlechten Schlaf.** Keinesfalls. Tatsächlich ist es absolut normal. Jeder Mensch wacht nachts regelmäßig auf, in manchen Schlafphasen sogar mehrmals pro Stunde. Das ist ein jahrtausendealter Sicherheitsmechanismus unseres Körpers. Er verlässt den Tiefschlaf, um zu prüfen, ob in seinem Umfeld alles ruhig und ungefährlich scheint. Nicht immer werden uns diese Wachphasen bewusst, weil wir gleich wieder in eine tiefere Schlafphase fallen. Ist allerdings etwas

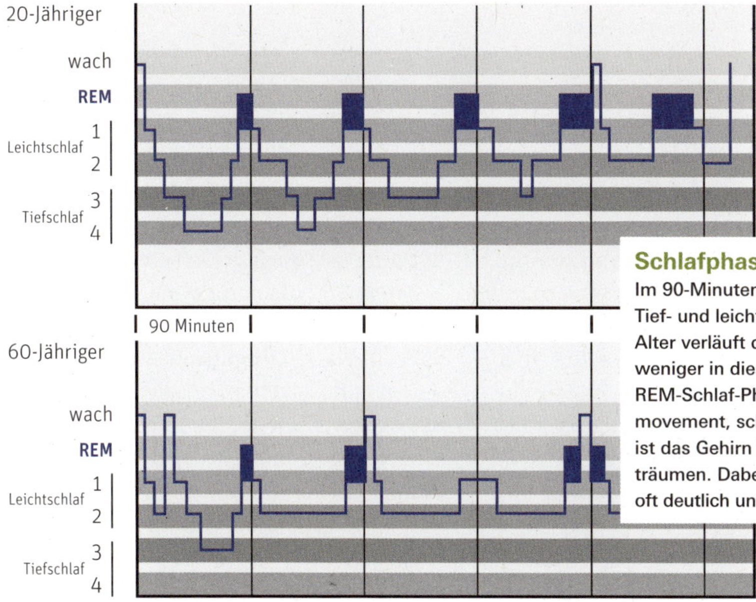

Schlafphasen-Diagramm
Im 90-Minuten-Rhythmus wechseln sich Tief- und leichtere Schlafphasen ab. Im Alter verläuft der Schlaf zunehmend weniger in diesem Rhythmus. In den REM-Schlaf-Phasen (Abk. für rapid eye movement, schnelle Augenbewegung) ist das Gehirn besonders aktiv ist, wir träumen. Dabei bewegen sich die Augen oft deutlich unter dem geschlossenen Lid.

unerwartet anders in unserer Schlafumgebung, dann erwachen wir richtig.

- **Der Schlaf vor Mitternacht ist der beste.** Wahr ist, dass der Schlaf in der Nacht generell erholsamer ist als am Tag. Wann er genau beginnt, ist jedoch weniger wichtig. Am tiefsten schlafen wir im ersten Drittel unserer Nachtruhe, das ist die erholsamste Phase im Schlaf. Aber auch am Tag können wir unsere Energiereserven im Schlaf auftanken.
- **Man muss mindestens acht Stunden pro Nacht schlafen, um sich zu erholen.** Jeder Mensch benötigt unterschiedlich viele Stunden Schlaf, um vital in den neuen Tag zu starten. Es gibt vereinzelt Menschen, die schon nach vier Stunden ausgeschlafen sind, andere erst nach neun Stunden. Die Untergrenze für ausreichenden Schlaf liegt allgemein wohl bei 5 Stunden. Ein interessanter Fakt am Rande: Frauen schlafen, wenn man sie lässt, circa zwei Stunden länger als Männer.
- **Ich muss mich ins Bett legen können und sofort einschlafen.** Tatsächlich ist es kein gutes Zeichen, wenn jemand regelmäßig in weniger als 5–10 Minuten einschläft. Dann besteht der Verdacht auf Hypersomnie, also einem übermäßigen Schlafbedürfnis. Die meisten Menschen brauchen im Schnitt 15 Minuten, um in den Schlaf zu finden.
- **Verpasster Schlaf muss nachgeholt werden.** Eigentlich nicht. Nach einer sehr kurzen Nacht genügt eine mit normaler Schlafdauer, um wieder alle Energiereserven aufzufüllen. Wer allerdings mehrere Tage sehr wenig geschlafen hat, wird, sobald er mal ausschlafen kann, vermutlich etwas länger schlummern als gewöhnlich. Dringend notwendig, damit man weiterhin fit durch den Tag kommt, ist das jedoch nicht.

▶ **Wer nicht regelmäßig lang genug schläft, wird krank.** Jein. Dauerhafter Schlafmangel wirkt negativ auf den Körper und die Psyche. Die Abwehrkräfte werden schwächer und das psychische Wohlbefinden nimmt ab. Aber wer hin und wieder etwas weniger schläft, riskiert nicht viel. Außer Augenringe und etwas Müdigkeit am Tag.

Eine schlaflose Nacht ....

... wie lange schlägt man sich mit den Auswirkungen wohl rum? Mit Anfang 40 unternahm der Brite Tony Wright einen Selbstversuch: Er schlief elf Nächte lang nicht. Freunde halfen ihm, insgesamt 266 Stunden am Stück wach zu bleiben. Länger hat es bislang noch niemand ohne Schlaf ausgehalten. Doch was passierte in den Nächten danach? Wie lange brauchte er, um sich von der Schlaflosigkeit zu erholen? Als Wright das erste Mal wieder die Augen zumachte, schlief er 14 Stunden, in der zweiten Nacht 11 Stunden. Schon ab der dritten Nacht kam er auf seine regulären 6 Stunden. Elf Tage wach und nur zwei Nächte zum Ausgleich? Wie geht das? „Durch besonders intensive und lange Tiefschlafphasen regenerieren sich Körper und Geist auch nach langen schlaflosen Phasen schnell", erklärt Schlafmedizinerin Marie-Luise Hansen vom Universitätsklinikum Charité in Berlin.

Gehen Sie Veränderungen an

Viele Schlafprobleme beginnen mit ungünstigen Gewohnheiten oder störanfälliger Schlafumgebung. Zwölf Regeln können den Schlaf wieder erholsam machen oder Störungen vorbeugen.

Verläuft die Nachtruhe öfter nicht wie erwünscht, empfehlen Schlafexperten, ein paar simple Regeln zu befolgen: die der Schlafhygiene. Denn oft sind Schlafprobleme hausgemacht. So schnell wie sich manche Gewohnheiten einschleichen und den Schlaf rauben, so simpel lassen sich die meisten Störenfriede auch wieder verbannen.

Die Regeln der Schlafhygiene enthalten zahlreiche Hinweise für optimales Schlafverhalten. Sich zu strikt an die Empfehlungen zu halten und sich selbst dadurch Druck zu machen, kann jedoch Stress verursachen und damit zum Gegenteil führen: zu schlechtem Schlaf. Daher gilt: Probieren Sie aus, welche Regeln Ihnen persönlich zu einer besseren Nachtruhe verhelfen und wie Sie sie in Ihren Alltag integrieren können. Finden Sie heraus, womit Sie sich wohlfühlen. Ohne zu verkrampfen.

Regel 1: Seien Sie am Tag aktiv!

Gestalten Sie den Tag rege, damit Ihr Körper abends auch einen Grund zur Müdigkeit hat. Bewegen Sie sich mindestens eine halbe Stunde am Tag. Schon dieser kurze Zeitraum kann Experten zufolge widerstandsfähiger gegen psychische und körperliche Belastungen machen. Das Stresshormon Adrenalin wird bei ausdauernder Bewegung abgebaut, dafür Glückshormone ausgeschüttet. Aber Achtung: Intensive Aktivität in den drei Stunden vor dem Schlafengehen, kann das Gegenteil bewirken. Sie putscht auf und hält vom Schlafen ab. Also verlegen Sie Sport in den Nachmittag oder frühen Abend, besser noch und wenn möglich in den Morgen oder Vormittag.

Regel 2: Verzichten Sie auf Mittagsschlaf!

Wenn Sie nachts ausreichend schlafen, brauchen Sie tagsüber in der Regel keinen Mittagsschlaf. Er ist nicht per se schlecht, führt aber oft dazu, dass Sie abends länger wach sind, als Sie es wollten. Kommen Sie doch um ein Nickerchen nicht herum, gilt es ein paar simple Punkte zu beachten, damit die Mittagsruhe nicht nach hinten losgeht. Wer zu lange Mittagsruhe hält, läuft nämlich Gefahr, danach besonders matt zu sein und lange Zeit zu brauchen, um wieder leistungsfähig zu sein. Schlafen Sie daher nie länger als 20–30 Minuten und nicht zu spät am Nachmittag. Es sollte genug Zeit zwischen Mittags- und Nachtruhe liegen.

Regel 3: Verzichten Sie auf Genussmittel!

Koffein, Nikotin und Alkohol stören den Schlaf. Die ersten beiden putschen auf. Alkohol macht hingegen müde, den Schlaf aber ab 0,5 Promille weniger tief und daher nicht so erholsam. Wer nicht auf Kaffee, Zigarette und Feierabendbier verzichten möchte, sollte dem Genuss lange genug vor der Nachtruhe zu frönen. Koffein hält bis zu sieben Stunden munter, Nikotin belebt bis zu zwei Stunden. Alkohol braucht je nach Körperbau mehrere Stunden, um abgebaut zu werden. Experten raten zudem: Ein Glas Wein oder eine Flasche Bier am Abend ist in der Regel unproblematisch. Mehr und täglich sollte es nicht konsumiert werden. Außerdem Achtung: Wer regelmäßig oder viel Genussmittel konsumiert, kann nachts auch von vorübergehenden Entzugserscheinungen geweckt werden.

Regel 4: Essen Sie am Abend zeitig genug!

Ein zu voller Magen hindert am Einschlafen. Ein deftiger Braten kann länger in Unruhe halten als ein paar Scheiben Brot und Salat. Wer ruhig schlafen will, sollte also nicht nur etwa vier Stunden vor dem Schlafengehen zu Abend essen, sondern sich auch den Bauch nicht zu voll schlagen und vor allem auf schwer verdauliche Speisen verzichten. Maßhalten gilt auch für das Trinken. Wer nachts nicht wegen einer vollen Blase aus dem Bett klettern möchte, sollte kurz vorm Schlafen auf große Mengen Flüssigkeit verzichten. Genauso wenig gut fürs Einschlafen: mit großem Hunger ins Bett gehen.

Regel 5: Gehen Sie nur ins Bett, wenn Sie müde sind!

Viele blicken abends auf die Uhr, um zu wissen, ob es Zeit fürs Bett ist. Tatsächlich ist der beste Anhaltspunkt für die Nachtruhe Ihr persönliches Befinden. Sind Sie müde, gehen Sie ins Bett. Sind Sie hellwach, quälen Sie sich nicht, indem Sie trotzdem zu Bett gehen und dann wach liegen. Sie könnten stattdessen Dinge tun, die müde machen, wie lesen, Tee trinken oder ruhiger Musik lauschen. Um abends möglichst zur gleichen Zeit in den Schlafmodus schalten zu können, empfiehlt sich die folgende Regel.

Regel 6: Gewöhnen Sie sich regelmäßige Schlaf- und Weckzeiten an!

Körper und Geist funktionieren nach Rhythmen. Sie lieben Regelmäßigkeiten. Halten Sie sich daran, wird Ihnen Ihr Körper es mit gutem Schlaf danken. Gehen Sie daher jeden Abend zur gleichen Zeit ins Bett und stehen Sie morgens zur gleichen Zeit auf. Ihr Körper wird sich schnell daran gewöhnen und abends zur gewohnten Zeit auf „müde“ schalten sowie morgens etwa zur üblichen Stunde aufwachen. Aber: „Jeden Abend“ und „jeden Morgen“ meint auch die Wochenenden. Wer Samstag und Sonntag gegen die Wochenroutine lebt, wirft seinen Körper immer wieder aus dem Rhythmus.

Regel 7: Etablieren Sie ein Schlafritual!

Entwickeln Sie ein Ritual, dass Sie jeden Abend vor dem Schlafengehen vollziehen. Auch das verfestigt die Schlafenszeiten und erleichtert die Nachtruhe. Lichter dimmen, Zähne putzen, ruhige Musik auflegen, Lüften, sanfte Gymnastikübungen: Was auch immer für Sie die Nachtruhe einläutet, Ihr Körper wird sich bei regelmäßiger Anwendung daran erinnern und ebenfalls in den Ruhemodus schalten. Die allabendliche Routine gibt ihm das Signal: Gleich geht es ins Bett. Dabei muss es natürlich nicht jeden Abend stoisch der gleiche Ablauf sein. Wichtig ist, dass es ruhige Aktivitäten sind.

→ Hilft heiße Milch mit Honig?

Milch enthält Tryptophan, einen Eiweiß-Baustein, der den Schlaf fördert. Honig sorgt dafür, dass unser Körper mehr von der Substanz verwenden kann. So die Theorie. Wie gut der Schlummertrunk wirklich den Schlaf anstößt, bleibt offen, aber wenn er schmeckt und wohltut, spricht nichts dagegen.

Checkliste

Ideen für Schlafrituale

Stimmen Sie Ihren Körper auf die anstehende Nachtruhe ein. In den 30 Minuten bevor Sie zu Bett gehen, können Sie ganz individuelle Abläufe und Rituale entwickeln, die für Sie das Ende des Tages einläuten, zur Ruhe bringen und die Schlafenszeit mit einem Wohlgefühl verbinden lassen. Hier ein paar Tipps:

- ☐ **Für die Ohren:** Musik, Hörspiele, Hörbüchern hören oder mal der Stille lauschen
- ☐ **Für die Augen:** die Räume abdunkeln, das große Licht aus, dafür Kerzen oder kleine Stehlampen an, Kaminfeuer (live oder auf DVD)
- ☐ **Für den Gaumen:** beruhigender Tee mit Baldrian, Melisse oder Hopfen, eine Honigmilch
- ☐ **Für den Geist:** Entspannungsübungen, Tagebuch schreiben, die Spätnachrichten
- ☐ **Für den Körper:** Baden, Duschen, Peeling, Eincremen, Heizkissen, kurze Massagen beispielsweise mit einem Massagekissen, mit Holzrollen oder vom Partner, leichte Gymnastik
- ☐ **Für das Bett:** Bettdecke und Kissen ausschütteln, Lüften, ein wenig vom Lieblingsparfum versprühen

Regel 8: Fühlen Sie sich wohl in Ihrem Schlafzimmer!

Für wen das Schlafzimmer ein angenehmer Rückzugsort und Ruhepol in den eigenen vier Wänden ist, der hat schon einen ganz wichtigen Grundstein für eine gelungene und erholsame Nachtruhe gelegt. Wer allerdings den eigenen Schlafraum mit Stress, Arbeit oder Unordnung verbindet, wird hier eher schlecht als recht schlafen können. Sorgen Sie also dafür, dass Sie sich in Ihrem Schlafzimmer wohlfühlen – und es Ruhe ausstrahlt.

Das können Sie über warme Wandfarben oder Tapeten umsetzen, gemütliche Vorhänge oder Lampen können das nötige Ambiente schaffen.

Nicht ins Schlafzimmer oder zumindest in den Schlafbereich oder direkt ans Bett gehören: Fernseher, Computer, Spielekonsolen oder ein Arbeitsplatz. Mit diesen Dingen verbinden wir eher Aufregung, Hektik oder

TOP 3 AUFSTEHTIPPS

1 Sorgen Sie für Licht! Lassen Sie Jalousien oder Vorhänge einen Spalt offen, damit das erste Tageslicht in Ihr Zimmer dringt. In der dunklen Jahreszeit kann eine Lampe mit Zeitschaltuhr oder eine Aufwecklampe helfen.

2 Hören Sie Musik! Ob seichte Melodien oder grooviger Pop: Musik erleichtert es morgens, wach zu werden. Stellen Sie Radiowecker oder HiFi-Anlage so, dass die Musik schon vor dem eigentlichen Wecksignal an Ihr Ohr dringt. Wählen Sie einen Lieblingssender und summen Sie gleich mal mit.

3 Kommen Sie in Schwung! Sobald Sie die Augen aufschlagen, strecken Sie sich ausgiebig. Schon die Bewegung allein vertreibt die Müdigkeit. Wer dazu neigt, seinen Wecker auszuschalten oder zu überhören, dem können Smartphone-Apps helfen. Bei diesen Programmen geht der Alarm erst aus, wenn der User das Gerät lang und kräftig geschüttelt oder einen vorab festgelegten Ort in der Wohnung fotografiert hat.

Stress. Also das Gegenteil von Ruhe und Schlaf. Und: Ordnung beruhigt das Auge. Wer sein Schlafzimmer also als Lagerraum für Kisten und Gerätschaften wie Staubsauger oder Malerutensilien nutzt, kommt mitunter auch schwerer zur Ruhe.

Regel 9: Fühlen Sie sich wohl in Ihrem Bett!

Nicht nur der Raum, in dem das Bett steht, sondern natürlich auch das Bett selbst sollte zum Entspanngen und Ruhen einladen. Eine für Sie bequeme Matratze ist dabei ebenso wichtig wie ausreichend Platz zum Schlafen. Schlafen Sie mit dem Partner zusammen, müssen Sie eventuell einen Kompromiss finden, der beiden zur Ruhe verhilft. Die Bettwäsche sollte für Sie angenehm riechen, sich kuschelig anfühlen, Bettdecke und Kissen anschmiegsam sein beziehungsweise genug Wärme spenden, lang und groß genug sein und frisch.

→ Wohlfühlen entspannt

Damit Sie abends gern und guter Dinge in Ihr Bett steigen, ist es wichtig, dass Sie sich dort wohlfühlen. Schütteln Sie Ihre Bettdecke und das Kissen aus. Wählen Sie Ihre schönste Bettwäsche. Tragen Sie Ihre Lieblingsschlafkleidung. Haben Sie oft kalte Füße, dann ziehen Sie bequeme Socken an. Dimmen Sie das Licht.

Regel 10: Das Bett ist zum Schlafen da!

Noch schnell unerledigte Arbeit nachholen, chatten am Laptop oder fernsehen: All dies gehört nicht ins Bett. Unser Kopf verbindet sonst die aufregenden oder stressreichen Aktivitäten mit dem Ruhebereich und nicht mehr nur mit Schlafen. Eine ungünstige Verknüpfung, die die Nachtruhe kosten kann. Leichte Lesekost oder Sex hingegen können dem Ruhebereich nicht seine wohltuende Aura nehmen.

Regel 11: Schalten Sie weitere Störquellen aus!

Ihr Schlafzimmer sollte möglichst auch der ruhigste Raum in der Wohnung sein. Ist das nicht möglich oder dringt anderer Lärm wie vom schnarchenden Partner ans Ohr, können Ohrstöpsel helfen. Wollen Sie ungestört durchschlafen, schalten Sie auch Telefone und die Türklingel ab.

Viele kommen in einem zu hellen Zimmer nicht richtig zur Ruhe. Gerade in Städten scheint es auch mitten in der Nacht von draußen hell herein. Vorhänge oder Jalousien können das Licht der Straßenlaternen oder von vorbeifahrenden Autos abhalten. Schlafexperten raten jedoch davon ab, das Zimmer ganz abzudunkeln. Am Morgen kommt man dann besonders schwer aus dem Bett. Unser Körper braucht das Morgenlicht, denn es signalisiert, dass der Tag angebrochen und es jetzt Zeit zum Aufstehen ist.

→ Ohrstöpsel – worauf achten?

In Drogerien und Apotheken gibt es zahlreiche Varianten von Ohrstöpseln: Aus Wachs, Silikon, Polymerschaumkegel oder Lamellen zum Zuschneiden. Einige gibt es schon für weniger als einen Euro zu kaufen. Hörgeräteakustiker bieten zudem individuell angefertigten Gehörschutz.

Wichtig für eine stille Nacht ist vor allem, dass die Stöpsel bequem sind. Jeder empfindet das anders, daher hilft nur ausprobieren.

In einem älteren Test der Stiftung Warentest haben sich preisgünstige Produkte von Hansaplast und Ohropax für die Nacht bewährt.

Doch Vorsicht: Wer einen Gehörschutz regelmäßig in einer sowieso leisen Umgebung anwendet, senkt auch seine Hörschwelle. Die Ohren werden empfindlicher für Geräusche.

Regel 12: Entspannen Sie Körper und Geist!

Zu viel Stress, ob auf Arbeit oder im Privaten, raubt den Schlaf. Er putscht körperlich auf und verleitet zusätzlich zu Grübeleien, sobald das Licht am Abend ausgeht. Halten Sie den alltäglichen Stress daher wenn möglich auf einem erträglichen Niveau. Geben Sie Aufgaben ab, sagen Sie auch mal Nein, nehmen Sie Hilfe an. Entspannungsübungen und Anti-Grübel-Tipps (siehe „Entspan-

Besucherritze – Große Betten haben meist einen Nachteil: Sie bestehen aus zwei Matratzen und einer Besucherritze. Wer dann mit seinem Bettpartner kuscheln will, rutscht schnell mal in diese unschöne Lücke. Bequem und kuschelig ist anders. Die Liebesbrücke allerdings schafft Abhilfe: Das Stück Schaumstoff wird in die Ritze gesteckt und schon kann man sich wieder hürdenfrei nahe sein. Ein Bettrahmen, der die zwei Schlafunterlagen eng genug zusammenhält, hat den gleichen Effekt.

nen Sie sich", S. 115) können zudem dabei helfen, abends trotzdem zur Ruhe zu kommen.

Regel 13: Verzichten Sie auf Schlafmedikamente!

Verschreibungspflichtige Schlaf- und Beruhigungsmittel können helfen, ein- und durchzuschlafen. Sie lösen aber nicht wirklich die Schlafprobleme. Sobald Sie die Mittel nicht mehr einnehmen, können die Schwierigkeiten zurückkehren, bei abruptem Absetzen sogar schlimmer sein als zuvor. Verzichten Sie daher lieber auf Medikamente und versuchen Sie über schlaffördernde Verhaltensweisen zur Ruhe zu finden. Wer dennoch Schlafmittel zur Unterstützung einsetzt, sollte diese in enger Absprache mit einem Arzt, nur für kurze Zeit sowie sparsam verwenden. Nehmen Sie Schlafmittel zudem nie gemeinsam mit Alkohol ein. Diese Kombination kann lebensgefährlich sein. Mehr zu Schlaf- und Beruhigungsmittel im Kapitel „Welche Arzneimittel helfen" ab S. 147.

→ Ein Raum für alles

Wer nur einen Wohnraum zur Verfügung hat, sei es in einer Einraumwohnung oder beispielsweise ein Zimmer in einer Wohngemeinschaft, der kann Arbeitsplatz, Wohnzimmer und Schlafbereich nicht immer so gut trennen, wie es für den Schlaf förderlich wäre. Um den Ruhebereich dennoch klar abzugrenzen, hilft es eine eindeutige Raumeinteilung vorzunehmen. In einer Ecke der Schreibtisch und die Unterlagen für die Arbeit, in der anderen der Wohnbereich mit Technik und Medien sowie eine weitere Nische für den Schlaf – nur für den Schlaf. Die Unterlagen von der Arbeit bleiben so in ihrem Teil des Zimmers und die Couch zum Fernsehen oder mit der Spielekonsole ist idealerweise nicht gleichzeitig das Bett. Ein Vorhang oder ein Raumteiler können den Schlafbereich zudem optisch abtrennen.

Checkliste

Die perfekte Matratze

Die eigene Schlafunterlage ist nicht die typische Ursache für Schlafprobleme. Dennoch kann die Matratze den Schlaf verleiden. Liegen wir nicht bequem, fällt auch das Ein- und Durchschlafen schwer.

- ☐ **Weich oder hart?** Eine gute Matratze stützt die Wirbelsäule, ermöglicht es aber auch, sich darauf gut bewegen zu können. Die schwereren Körperteile wie das Becken sollten tiefer einsinken können, ohne durchzuhängen. Sinkt man zu tief, ist es schwerer, die Schlafposition zu wechseln. Ist die Matratze zu hart und passt sich nicht dem Körper an, ist das unangenehm und verursacht auf Dauer Druckstellen oder auch Schmerzen an den Körperpartien, die aufliegen. Bei der Auswahl einer Matratze hilft nur: ausgiebiges Probeliegen. Gehen Sie möglichst ausgeschlafen Matratzen kaufen, denn müde und geschafft liegt es sich auf jeder Unterlage gut.

- ☐ **Welches Material?** Wer im Bett schnell friert, dem empfehlen die Experten der Stiftung Warentest Schaumstoff- oder Latexmatratzen. Federkernmatratzen eignen sich für Menschen, die im Schlaf viel schwitzen. Die Hohlräume ermöglichen es, die Wärme besser abzutransportieren.

- ☐ **Brauche ich Extras?** Manche Hersteller versprechen Sonderfunktionen: Massage nur durchs Liegen und viele Zonen für perfekte Anpassung an die Körperpartien. Die wenigsten Matratzen erfüllen diese Versprechen tatsächlich – und sind daher den erhöhten Preis nicht wert. Die Massagefunktion konnten Tester in einer Überprüfung der Stiftung Warentest nicht spüren. Und: Mehr als drei Zonen benötigt eine Matratze für ausreichend angenehmes Liegen nicht.

- ☐ **Wann eine neue?** Aus hygienischen Gründen sollten Sie sich alle acht bis zehn Jahre eine neue Matratze zulegen. Spätestens aber, wenn sie durchgelegen ist und Rückenschmerzen die Nacht beenden. Zum Durchlüften schlagen Sie die Bettdecke nach dem Aufstehen um und lassen Sie die Matratze am Tag unbedeckt. Um die Abnutzung herauszuzögern, drehen Sie die Unterlage regelmäßig: Kopfteil ans Fußende; Unterseite nach oben.

- ☐ **Und da drunter?** Ein normaler Lattenrost ist die beste Auflagefläche für eine Matratze. Er hält meist viele Jahre und muss nicht regelmäßig neu gekauft werden. Zwischen den einzelnen Latten sollten nicht mehr als 4–5 Zentimeter Platz sein, sonst hängt die Matratze schnell durch.

Checkliste

Wenn Sie nachts wach werden

☐ **Nicht auf die Uhr schauen.** Der Wecker ist ein häufiger Störenfried. Nicht nur weil er irgendwann klingelt, sondern weil er uns nachts die aktuelle Uhrzeit entgegenstrahlt und bei den meisten unverzüglich das große Rechnen auslöst: „Wie viel Stunden habe ich noch bis zum Aufstehen? Oh nein, nur noch so wenig, dann muss ich jetzt schnell wieder einschlafen." Doch nach dieser Rechnung ist das Gegenteil meist der Fall. Die Aufregung über die Uhrzeit und die (zu) wenigen verbleibenden Schlafstunden macht erst recht wach. Drehen Sie den Wecker daher vor dem Einschlafen von sich weg.

☐ **Aufstehen oder liegen bleiben.** Wer nachts wach wird, länger nicht wieder einschlafen kann und das als unangenehm, ja quälend empfindet, sollte aufstehen, in ein anderes Zimmer gehen und dort einer ruhigen Aktivität wie entspannende Musik hören oder Lesen nachgehen. Fühlen Sie sich müde genug, gehen Sie zurück ins Bett. Wenn Sie keinen gesonderten Raum zur Verfügung haben, schaffen Sie sich in Ihrem Zimmer einen Rückzugsraum außerhalb vom Bett. Das kann ein Sessel oder eine Sitzecke sein, von der aus das Bett nicht zu sehen ist.

☐ **Im Dunkeln tappen.** Verlassen Sie nachts das Bett oder lesen Sie dort etwas, halten Sie die Zimmerbeleuchtung bei diesen Aktivitäten trotzdem gedimmt. Helles Licht, besonders auch das blaue Licht von PC-Bildschirmen, Tablets oder Smartphones weckt erst recht auf und verhindert später wieder das Einschlafen.

☐ **Weg vom Kühlschrank.** Nicht wenige tapsen nachts zum Kühlschrank und wollen sich etwas Gutes tun, wenn sie schon nicht schlafen können. Der Körper gewöhnt sich allerdings schnell an die nächtliche Fütterung und wird irgendwann automatisch mitten in der Nacht wach, weil er zu dieser Zeit Essen erwartet.

Entspannen Sie sich

Hektik vom Tag oder Angst vor dem Nicht-Einschlafen-Können: Anspannung kann den Schlaf rauben, egal aus welcher Ursache. Lernen Sie, lockerer ins Bett und durchs Leben zu gehen.

Entspannung ist für unser Wohlbefinden ebenso wichtig wie Anspannung. Unser Körper ist dafür gemacht, beide Zustände selbst herbeiführen zu können. Auch wenn wir meistens das Gefühl haben, wir kommen nur schnell auf die Palme, aber nicht so schnell herunter: Unser Körper kann von Natur aus beides gut.

Besteht jedoch zwischen den beiden Polen Entspannung und Anspannung ein Ungleichgewicht, macht sich das durch gesundheitliche Probleme bemerkbar – zum Beispiel durch Störungen beim Schlaf. Unterforderung oder kaum Aktivitäten im Alltag machen genauso schlaflos wie übermäßige Hektik, Stress und Ärger. Der Körper ist entweder komplett ausgeruht und daher nicht müde oder zu aufgeputscht und deshalb hellwach.

Seit Jahrtausenden suchen die Menschen Wege, um die Balance zu halten, heute vor allem, um dem Alltagsstress etwas entgegenzusetzen, also sich zu entspannen. Jeder entwickelt dabei im Lebensverlauf eigene Strategien. Von Ausschlafen über Malen bis Tanzen: Entspannung muss nicht immer im Liegen oder in absoluter Stille stattfinden. Wichtig ist, dass sie positive Gefühle weckt, Spaß macht und abschalten lässt. Die Möglichkeiten sind vielfältig und der persönlichen Entfaltung dabei keine Grenzen gesetzt.

Gleichzeitig haben Psychologen und Mediziner in den vergangenen Jahrzehnten professionelle Entspannungsverfahren entwickelt, die vor allem Menschen mit psychischen Erkrankungen helfen sollen. Inzwischen haben sich diese Methoden auch

---

Entspannungskurse werden derzeit an jeder Ecke angeboten. Bevorzugen Sie Angebote von Fachärzten, Psychologen oder Pädagogen, die eine umfassende Ausbildung in möglichst mehreren Entspannungsverfahren vorweisen können. Seriöse Angebote finden Sie vor allem über Ihre Krankenkasse und an Universitäten.

Richtig angewendet, können Entspannungsverfahren an zahlreichen Schaltkreisen im Körper für Ruhe sorgen. Studien haben gezeigt: Muskeln werden schlaff oder zumindest lockerer. Blutgefäße in der Haut, den Fingern und Zehen werden weiter, der Puls geht ruhiger, der Blutdruck sinkt. Wir atmen langsamer und verbrauchen weniger Sauerstoff. Die Haut ist kaum noch schwitzig. Unser Gehirn schaltet einen Gang herunter.

außerhalb von Klinikmauern und Psychotherapie-Praxen etabliert. Manche gehören sogar zum modernen Lifestyle. Sie gelten nicht mehr als esoterisches Geplänkel, sondern haben aus der Wissenschaft viel Rückhalt bekommen. Autogenes Training, Yoga und Co. haben sich auch als vorbeugende Maßnahme bewährt, um psychisch und körperlich ausgeglichen und damit gesund zu bleiben.

Entspannungsverfahren sind dennoch keine eigenständigen Therapien. Bei Schlafstörungen sollten sie nicht die einzige Behandlungsmethode sein, sondern andere Ansätze begleiten oder unterstützen. Sie können in diesem Rahmen sehr wirksame und wichtige Bestandteile sein sowie bei leichteren Beschwerden in Eigenregie angewandt werden. Die Verfahren lassen sich unterteilen in solche, die körperlich beruhigen, und jene, die psychisch freimachen. Wer eher körperlich angespannt ist, sollte Übungen zur Lockerung der Muskulatur vorziehen. Wer zum Grübeln neigt, innerlich unruhig ist und nicht abschalten kann, dem helfen Gedankenübungen. Versuchen psychisch Angespannte nur ihren Körper herunterzufahren, laufen die Versuche schnell ins Leere, der psychische Druck bleibt und die Betroffenen bekommen im schlimmsten Fall das Gefühl, nichts wirke. Sie fühlen sich der Schlaflosigkeit ausgeliefert.

Was bringen Yoga, Qigong und Tai-Chi?

Asiatische Bewegungskonzepte boomen. Die beliebtesten sind Yoga, Qigong und Tai-Chi. Sie alle haben gemeinsam, dass sie den Fokus weg vom Alltag ziehen und auf einen selbst richten. Die körperlichen Übungen verlangen meist die geballte Aufmerksamkeit. Statt zu planen, zu grübeln oder anderen Gedanken nachzuhängen, müssen Sie sich dabei auf sich, den eigenen Körper und die Bewegungsausführung konzentrieren. Die Forschung ist zu diesen Verfahren noch nicht so umfangreich wie bei den Standard-Entspannungsverfahren. Bisherige Studienbefunde schreiben den Verfahren aber eine positive und vor allem entspannende Wirkung zu.

- **Yoga** Die indischen Bewegungsabläufe des Yoga erfreuen sich inzwischen sehr großer Beliebtheit in Deutschland. Die Halte- und Dehnübungen, das Anspannen und Lockern können dabei nachweislich den Blutdruck senken und sowohl zu einer entspannteren Haltung direkt nach dem Üben als auch im Alltag führen. Sie können Schmerzen und Depressionen lindern sowie Herz-Kreislauf-Erkrankungen vorbeugen sowie therapieren.
- **Qigong und Tai-Chi** Beide Verfahren entspringen der fernöstlichen Kampfkunst. Die Bewegungen sind jedoch langsam und fließend. Dehnung und Halteübungen werden schweigend durchgeführt und tragen zur Entspannung bei, weil sie den Fokus weg vom Alltag auf den Körper und die Bewegungen legen. Beide Übungsformen fördern die Beweglichkeit, die Durchblutung und sie vertiefen die Atmung. Die Übungen sollen zudem Schmerzen lindern und den Blutdruck senken – also entspannen.

Entspannungsübungen funktionieren meist nicht von heute auf morgen. Wer sich von ihnen Entlastung und mehr innere Ruhe verspricht, muss ein bisschen Geduld mitbringen. Die meisten Methoden erlernt man zwar schnell und leicht. Dennoch: Wie beim Sport macht auch bei Entspannung die Übung den Meister. Um wirklich ab-

TOP 3 DER ENTSPANNUNG

1 Trennen Sie Arbeit und Freizeit. Beenden Sie Ihre Arbeitszeit mit einem Ritual. Den Schreibtisch aufräumen, eine To-do-Liste anlegen oder sich etwas anderes anziehen. Lassen Sie die Arbeit an einem Ort, der möglichst nicht das Schlafzimmer ist.

2 Genießen Sie ein Hobby. Freizeitaktivitäten sind eine angenehme Arzt zu entspannen. Sport, Kultur, Freunde treffen, Kochen: Hauptsache es macht Spaß und verursacht keinen Stress.

3 Achtsamkeit. Bleiben Sie mit Ihren Gedanken mehrmals am Tag einen Moment im Hier und Jetzt. Eilen Sie im Kopf nicht zum nächsten Termin oder überdenken Vergangenes, sondern sehen, riechen, schmecken und fühlen Sie die Gegenwart, ohne das Wahrgenommene zu bewerten. Im Auto das Motorsurren, beim Radiohören jedes Instrument, unterwegs den Straßenbelag oder die verschiedenen Gerüche. Achtsamkeitsübungen entschleunigen den Alltag.

Richtig entspannen

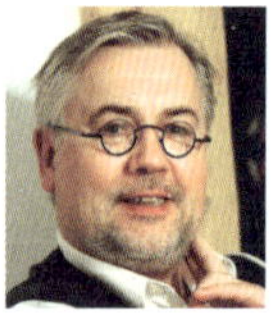

Einfach mal lockerlassen: Das soll gegen Schlafprobleme helfen? Sich zu entspannen, ist tatsächlich ein zuverlässiger Schlafhelfer, insbesondere beim Einschlafen. Wer ein paar Ratschläge beherzigt, kann nur davon profitieren, meint Schlafexperte Prof. Dr. Dieter Riemann.

Was können Entspannungsübungen an einem Schlafproblem ändern?

Eine Menge. Viele Menschen, die schlecht schlafen, sind auch sehr angespannt. Sie sind vom Tag gestresst oder machen sich selbst wegen des Schlafens Stress. Manche denken ab 19.00 Uhr schon darüber nach, ob sie später wohl einschlafen können. Schon durch diese gedankliche Beschäftigung werden Stresshormone ausgeschüttet. Der Körper verkrampft. Der Geist ist es bereits. Entspannungsverfahren können dieses Anspannungsniveau reduzieren – körperlich und gedanklich. Das erleichtert auch das Einschlafen.

Wem würden Sie solche Entspannungsverfahren empfehlen?

Generell jeder, der merkt, dass er den ganzen Tag über gehetzt ist, sich selbst viel unter Druck setzt, gestresst fühlt, sollte da mal ein Auge drauf werfen. Wer schlecht schläft und sich schnell gedanklich an dem Schlafproblem aufhängt oder wer nachts wach wird und sich rastlos hin und her wirft, kann davon ebenso profitieren.

Wie erlerne ich die Verfahren am besten?

Es gibt Tausende Bücher, CDs und DVDs, die einem die Übungen beibringen sollen. Ganz am Anfang ist es jedoch besser, sich direkt in kompetente Hände zu begeben und einen Kurs zu besuchen. Volkshochschulen, Akademien oder Krankenkassen bieten diese an. Dort können Sie auch Fragen zu den Übungen stellen oder bei körperlichen Einschränkungen alternative Methoden erlernen.

Welche Methode empfehlen Sie Einsteigern?

Die Muskelentspannung nach Jacobson, auch Progressive Muskelrelaxation genannt. Da kann man nicht viel falsch machen und die setzt beim Anwender nichts voraus. Wer es lieber sportlich mag, kann auch mit Yoga beginnen. Beide Verfahren sind wissenschaftlich gut untersucht und haben sich als Entspannungsverfahren in der Psychologie und Medizin etabliert.

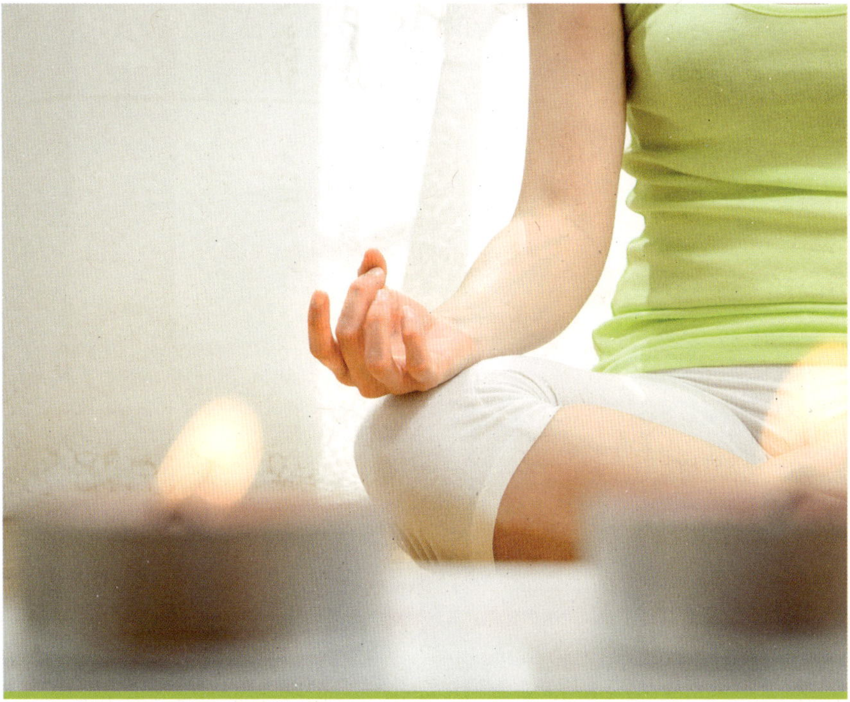

Wann mache ich denn die Übungen – am Abend oder am Tag?
Wenn Sie gerade erst beginnen, machen Sie die Übung nicht vor dem Schlafengehen abends im Bett, sondern am Tag in einem anderen Raum als dem Schlafzimmer. Die Mittagspause auf Arbeit oder der Nachmittag zu Hause bieten sich dafür an. Erst wenn Sie einen Effekt merken, können Sie die Übung auch abends im Bett einsetzen, etwa wenn Sie nicht einschlafen können oder wenn Sie wach werden und Probleme haben, wieder zur Ruhe zu kommen. Bis dahin kann es eine oder zwei Wochen dauern.

Wie oft sollte ich Entspannen üben?
Am Anfang ist es sinnvoll, sich täglich dafür einen Moment zu nehmen. Viele stöhnen, wenn sie das hören und sagen, sie hätten doch keine Zeit. Aber es sind nur 15 Minuten am Tag. Und wenn Sie merken, es geht Ihnen nicht gut, kommen Sie zweifellos irgendwann an den Punkt, wo Sie sich entscheiden müssen: Ist mein Leidensdruck groß genug und möchte ich etwas an meinem Problem ändern? Ja? Dann nehmen Sie sich die Viertelstunde am Tag – nur für sich.

Was sollte ich außerdem bei Entspannungsübungen beachten?
Gehen Sie nicht mit einem übermäßigen Anspruch an die Übungen heran. Das sind keine Wunderpillen, die man einwirft und plötzlich ist man ein glücklicherer Mensch. Haben Sie Geduld, lassen Sie sich darauf ein.

Prof. Dr. Dieter Riemann ist Psychologe und Schlafforscher an der Universität Freiburg sowie Vorstandsmitglied der European Sleep Research Society.

Checkliste

Welche Entspannungsverfahren helfen abzuschalten?

Unzählige Anbieter von Entspannungsverfahren schossen in den vergangenen Jahren aus dem Erdboden. Nicht alle angepriesenen Methoden halten in wissenschaftlichen Untersuchungen, was sie versprechen. Folgende Verfahren gelten als wirksam und gehören für Psychologen und Psychiater seit Jahrzehnten zum Standard. Mit einiger Übung können sie die Einschlafzeit drastisch verkürzen und den Schlaf erholsamer machen sowie das Wohlbefinden am Tag steigern.

- ☐ **Progressive Muskelrelaxation (PMR).** Was kompliziert klingt, ist in der Umsetzung recht einfach. Sie lernen in diesem Verfahren Ihre einzelnen Muskelpartien nacheinander jeweils einzeln bewusst anzuspannen – und bewusst wieder locker zu lassen. Sie beginnen mit der rechten Hand. Anspannen, halten, loslassen. Dann der Unterarm. Anspannen, halten, loslassen. Es folgt der Oberarm. So arbeitet man sich von Muskelpartie zu Muskelpartie vor. Die Theorie dahinter: Kopf und Körper stehen in enger Verbindung. Ist der Körper entspannt, kann auch der Kopf herunterfahren. Wer die PMR regelmäßig übt, spürt seine einzelnen Muskeln deutlicher und kann diese gezielter lockern. Die PMR eignet sich daher vor allem für jene, die körperlich stark angespannt sind und deshalb nicht einschlafen können.

- ☐ **Autogenes Training.** Diese Methode ist eines der bekanntesten Entspannungsverfahren. Sie ist aus der Hypnose hervorgegangen. Das Wort „autogen" bedeutet selbstgemacht. Damit sind die Körperempfindungen gemeint, die man durch Vorstellungskraft und gedankliche Formeln hervorruft. Die Anwender konzentrieren sich etwa auf ihren Arm und sprechen sich innerlich die immer gleiche Formel vor: „Mein linker Arm ist schwer. Mein linker Arm ist warm." Nach einiger Zeit spüren sie diese

Schwere und Wärme tatsächlich. Auf diese Weise können Geübte ihre Atmung und sogar die Herztätigkeit steuern. Bis man diese körperlichen Reaktionen zuverlässig auslöst, braucht es allerdings einiges an Übung. Daher auch das Wort „Training" im Namen. Das Verfahren hat zudem zwei Stufen. Die Unterstufe ist für den Einstieg gedacht und eignet sich, um eine körperliche Anspannung zu lösen, die Oberstufe für Fortgeschrittene, um auch gedanklich lockerzulassen. In der Oberstufe werden auch imaginative Übungen eingesetzt, also das Hervorrufen innerer Bilder.

☐ **Imaginationsübungen/Fantasiereise.** Bei dieser psychologischen Übung stellen Sie sich eine angenehme, unaufgeregte und vor allem positive Situation vor. Das kann etwas bereits Erlebtes wie ein Ereignis aus dem letzten Urlaub sein oder eine Wunschvorstellung. Sehen Sie diese nun in all ihren Details: Sie schließen die Augen und schauen in Gedanken nicht nur auf ein Bild, sondern lassen sich voll und ganz auf die Situation ein. Sie erleben, wie es an dem Ort riecht, nach was etwas schmeckt oder wie sich ein Gegenstand auf der Haut anfühlt. Wie spät ist es an dem Ort, wie ist das Wetter? Solche Imaginationsübungen eignen sich, um Grübelketten zu unterbrechen und nach einem stressigen Tag abzuschalten.

☐ **Meditation.** Die Meditation hat in asiatischen Kulturen eine jahrtausendealte Tradition. Seit einigen Jahrzehnten wird sie auch in Deutschland von vielen ausgeübt. An einem ruhigen Ort, in einer bequemen Position sollen die Meditierenden im Hier und Jetzt verweilen, Gedanken und Gefühle kommen und gehen lassen, ohne sich auf sie zu konzentrieren oder sie zu bewerten. Andere Reize in der Umgebung werden entweder ausgeblendet oder wahrgenommen, aber nicht weiter beachtet. Entspannung ist nicht das Ziel der Mediation, aber ein typischer Nebeneffekt. Je nach Form der Meditation beobachten die Anwender ihre Atmung, sagen einen immer gleichen Laut vor sich hin oder lassen den Geist einfach treiben. Gerade, wer abends im Bett grübelt oder am Tag schnell angespannt reagiert, kann mit dem Verfahren mehr Gelassenheit erlernen.

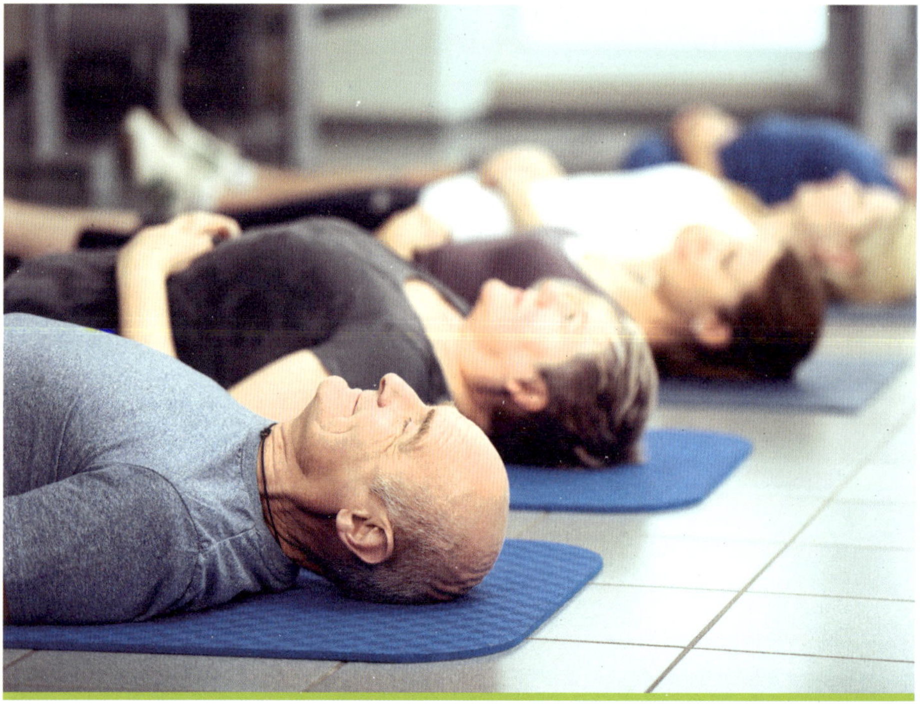

schalten zu können, bedarf es daher eines regelmäßigen, am besten täglichen Trainings.

Aber berücksichtigen Sie, es ist kein Leistungssport: Ehrgeiz und Leistungsdruck sind bei Entspannungsübungen nicht nur unnötig, sondern sie stehen ihrem Ziel entgegen. Fällt es zu Beginn oder an einem Tag einmal schwer, sich auf die Entspannungsübung zu konzentrieren, akzeptieren Sie das. Lassen Sie sich davon nicht stressen. Atmen Sie durch, nehmen Sie an, dass es heute einfach nicht sein soll. Morgen ist ein neuer Tag.

Damit zum Beispiel die Progressive Muskelrelaxation am Abend wirklich die Nachtruhe erleichtert, müssen die Verfahren zunächst für ein oder zwei Wochen tagsüber eingeübt werden. Erst wenn Sie sich im Ablauf und den Übungen selbst sicher fühlen und diese ohne Probleme anwenden können, sollten Sie das Verfahren als Einschlafhilfe oder in stressigen Momenten einsetzen. Regelmäßige Übung wird dazu führen, dass Sie sich immer schneller und besser entspannen können.

→ Unterstützung von der Kasse

Für alle, die sich von ihrem Alltag stark gestresst oder auch überfordert fühlen, bieten die gesetzlichen Krankenkassen hilfreiche Unterstützung an. Auf ihren Internetseiten informieren die meisten über Stress allgemein, einige haben auch gezielt Broschüren zur Selbsthilfe entwickeln. Diese können heruntergeladen werden. Viele vermitteln auch Stressbewältigungskurse für Versicherte.

Versuchen Sie umzudenken

Gedanken können heilen oder krank machen, Schlaf rauben oder schenken. Sie kommen und gehen. Erfahren Sie, wie Sie Ihre Gedanken zähmen können.

„Ich brauche mindestens meine acht Stunden Schlaf, sonst geht morgen überhaupt nichts.“ – „Ich lieg schon wieder ewig wach und werde wohl wieder gar nicht schlafen.“ – „Warum schlaf ich denn bloß nicht ein. Das macht mich richtig wütend.“

Große Erwartungen an die nächtliche Ruhe und negativ aufgeladene Gedanken, wenn sie nicht gleich eintritt, sind zuverlässige Schlafkiller. Denn der Aufruhr im Kopf überträgt sich auch auf den Körper. Dieser ist dann angespannt, gestresst – und weit entfernt von Ruhe. Das Gefühl zu haben, unbedingt jetzt und sofort einschlafen zu müssen, die Sorge, dass eine Stunde weniger Ruhe den kommenden Tag unerträglich machen wird, oder die Wut darüber, dass der Körper nicht will wie man selbst, all diese negativen Gedanken putschen Körper und Geist auf.

Nicht wenige nehmen den Stress aus dem Alltag mit ins Bett. Der Tag war vollgepackt mit Aufgaben und Pflichten und erst im Bett kommen Sie mal zur Ruhe – und zum Nachdenken. Was passiert: Das große Grübeln setzt ein. Gedanken an all die zu erledigenden Dinge für die kommenden Tage, an kniffelige Situationen mit Kollegen am Nachmittag, der Streit mit dem Partner am Frühstückstisch. Da kommt keine Schlafstimmung auf. Denn entspannend sind all diese Themen nicht.

→ Was bringt Schäfchenzählen?

Egal ob rückwärts ab 1 000 oder vorwärts in Siebener-Schritten: Schäfchenzählen lenkt von Grübeleien und Sorgen um den Schlaf ab. Es kann daher helfen, zur Ruhe zu kommen – und einzuschlafen.

Die Folge des Grübelns: Wer erst zwischen Kissen und Bettdecke beginnt, seinen Tag auszuwerten, kommt auch erst später zur Ruhe. Das Gehirn speichert dann, dass man vor dem Schlafen noch eine Stunde oder länger wach im Bett gelegen hat statt zu schlafen. Wenn dann mal ein Abend kommt, an dem keine großen Überlegungen im Kopf herumschwirren, haben sich Körper und Geist längst daran gewöhnt, längere Zeit wach im Bett zu liegen. Der Schlaf lässt auf sich warten – und eine andere Grübelkette springt an. „Warum kann ich bloß nicht einschlafen?“

DIE 3 BESTEN GUTE-NACHT-GEDANKEN

1 Keine Katastrophe. Jeder Mensch benötigt unterschiedlich viel Schlaf und bei jedem gibt es Schwankungen. Mal braucht man mehr, mal weniger. Mal schläft man gut, mal weniger. Das geht jedem so. Eine schlechte Nacht ist keine Katastrophe, daher machen Sie sich nicht schon vor dem Einschlafen sorgen um die Nachtruhe.

2 Viele Einflüsse. Mit Gelassenheit und realistischen Erwartungen, ruht sich besser. Denn ob Sie morgens fit sind, hängt nicht nur von Ihrem Schlaf ab, sondern auch von vielen anderen Dingen. Erinnern Sie sich, auch nach kurzen Nächten haben Sie schon gute Arbeitstage gehabt.

3 Locker bleiben. „Ich bleibe jetzt ruhig liegen und gelassen. Der Schlaf wird schon kommen. Ärger vertreibt ihn nur." Wenn Sie es schaffen, diesen Grundsatz zu beherzigen, ist der erholsame Schlaf schon sehr viel näher gerückt.

Wer sich im Bett nicht von Gedanken geplagt umherwälzen möchte, tut also gut daran, sich am Tag einen Moment freizuschaufeln, an dem er wichtige Dinge aus dem Alltag durchdenken oder planen kann. Eine halbe Stunde am frühen Abend genügt dafür. Gab es etwas am Tag, dass Sie noch einmal überdenken wollen, welche Termine stehen morgen an. Machen Sie sich eine Liste mit allen Dingen, die in den nächsten Tagen zu erledigen sind. Wichtig ist, dass diese Aufgaben aus Ihrem Kopf auf das Papier wandern und dort bis zum nächsten Morgen bleiben. So nehmen Sie sie nicht mit ins Bett.

→ Die persönliche Tagesschau

Wer Probleme hat, im Bett den Tag hinter sich zu lassen und stattdessen beginnt, ihn im Kopf auszuwerten, dem hilft womöglich ein Tagebuch. Nehmen Sie sich ein paar Minuten jeden Abend vor der Nachtruhe. Schreiben Sie sich zuerst Dinge vom Herzen, die Sie am Tag aufgeregt oder gestört haben. Gedanken, Gefühle, Flüche: Alles kann hier hinein. Halten Sie anschließend auch Gedanken an erfreuliche Erlebnisse fest. Beenden Sie den täglichen Eintrag immer mit einem oder zweien solcher Momente, in denen Sie lachen mussten, sich gut gefühlt haben, eine positive Rückmeldung erhalten haben.

Das kann ein Augenblick und muss nicht ein großer Event gewesen sein. Anschließend klappen Sie das Buch zu und legen es in eine Schublade oder irgendwo hin, wo Sie es den Rest des Abends nicht mehr sehen. Damit ist der Tag abgeschlossen.

Grübeln löst keine Probleme, nicht am Tag und erst recht nicht abends im Bett. Typische Grübel-Fragen wie „Warum passiert immer mir so was?“ oder „Wieso hab ich das bloß gemacht?“ halten keinen Lösungsweg bereit und führen nur zu weiteren kritischen Betrachtungen von einem selbst. Zu viel Gedankenkreisen vermiest nachweislich die Stimmung – und verhindert das Einschlafen. Mit ein paar einfachen Übungen und Kniffen lässt sich die tägliche, aber auch die nächtliche Grübelei in den Griff bekommen.

1. **Gedanken-Stopp** Immer wenn nachts die Gedanken zu kreisen beginnen, stellen Sie sich ein großes rot leuchtendes Stopp-Schild vor. Das unterbricht die Grübelei. Bevor Sie diese Methode das erste Mal anwenden, überlegen Sie sich, an was Sie direkt nach dem Stopp-Signal denken könnten. Sonst setzt die Gedankenkette wieder ein. Suchen Sie sich etwas für Sie Positives aus: eine Urlaubserinnerung, einen Lieblingsort oder eine Reise durch den Sternenhimmel (siehe auch Fantasiereise). Entspannungstechniken können dann ebenfalls helfen, grübelfrei zu bleiben.
2. **Aufschreiben** Schweben Ihnen abends im Bett Dinge durch den Kopf, die Sie in der Tat demnächst angehen müssten, dann stehen Sie kurz auf und schreiben Sie die Gedanken nieder. Haben Sie schon Lösungsideen für ein Problem, dann bringen Sie auch diese zu Papier. Tun Sie das alles außerhalb des Bettes und wenn möglich außerhalb des Schlafzimmers. Erst wenn Sie das Thema für sich abgeschlossen haben, gehen Sie zu Bett. Die Gedanken bleiben auf dem Papier und kommen nicht mit ins Bett. Sie sind jetzt notiert und können wenn nötig morgen weiter durchgegangen werden.
3. **Vorbeugen** Neigen Sie tagsüber genauso wie abends zum Grübeln, dann versuchen Sie mal Ihre Gedankenstrudel aufzuschieben. Notieren Sie dafür die aktuell sich aufdrängenden Gedanken und nehmen Sie sich am Nachmittag oder frühen Abend eine halbe Stunde Zeit für die notierten Themen. Mehr nicht. Meist haben sich bis dahin schon einige Dinge erledigt oder kommen einem schon gar nicht mehr so drängend vor. Schließen Sie die Grübelzeit mit einem Ritual wie etwa Händewaschen ab. Alles, was danach an Grübelei aufkommt, vertagen Sie auf die nächste Grübelrunde am kommenden Tag.

Checkliste

Probleme lösen

Wer viel grübelt, vergisst darüber hinaus oft, auch mal seine Probleme anzugehen statt diese nur im Kopf wiederzukäuen. Doch Probleme lösen, wie geht das überhaupt. Folgen Sie diesen fünf Schritten:

- ☐ **Problem erkennen.** Was genau ist das Problem? Wann taucht es auf, wann nicht? Ist es eines oder mehrere kleine? Beschreiben Sie das Problem im Detail.
- ☐ **Ziel festlegen.** Was soll anders sein? Wie wäre die Situation für Sie erträglich? Wenn Sie das wissen, können Sie über mögliche Lösungswege nachdenken.
- ☐ **Lösungswege suchen.** Notieren Sie nun alle Ideen, die Ihnen einfallen, um zu Ihrem Ziel zu kommen – auch die absurden und zunächst nicht naheliegenden.
- ☐ **Einen Weg auswählen.** Wägen Sie ab, welche Vor- und Nachteile die einzelnen Wege hätten, welche Konsequenzen und ob diese Sie wirklich Ihrem Ziel näher bringen. Wählen Sie nun einen Weg aus und setzen Sie ihn um.
- ☐ **Auswerten.** Hat sich nichts verändert oder verbessert? Das kann mehrere Gründe haben. Vielleicht haben Sie Ihr Ziel nicht genau genug festgelegt, vielleicht war es nicht der „richtige" Lösungsweg oder die Umsetzung war nicht optimal. Womöglich ist das Problem auch zu komplex, um es allein zu lösen. Suchen Sie sich Unterstützung, je nachdem wie schwerwiegend und umfassend das Problem ist – bei Freunden, einer Beratungsstelle, einem Arzt oder Psychologen.

Setzen Sie psychologische Kniffe ein

Reichen Schlafregeln, Entspannungsmethoden und Grübel-Tipps nicht aus, können Sie mit zwei Methoden den Schlaf „anlocken“. Sie sind aufwendig, aber lohnenswert.

Neben all den Vorkehrungen und Veränderungen, die Sie rund um Ihr Schlafgemach und Ihren Lebensstil treffen können, gibt es auch zwei psychologische Methoden, die direkt auf die Schlafen- und Zu-Bett-Geh-Zeiten abzielen: die Stimuluskontrolle und die Schlafrestriktion.

Ziel ist es jeweils, die schlaflose Zeit im Bett zu reduzieren, damit der Kopf die Liegezone wieder mit Schlafen und nicht mit Grübeln, Anspannung oder irgendwelchen Aktivitäten wie Fernsehen verbindet. Denn das hat er verlernt. Aus dem Ruhepol wurde eine Stresspritsche. Beide Methoden können auch in Eigenregie durchgeführt werden. Sie erfordern allerdings mitunter große Selbstdisziplin. Nicht jeder kann diese aufbringen. Wer bemerkt, dass er die Methoden nicht ohne Unterstützung umsetzen kann, sollte sich nicht scheuen, sich professionelle Hilfe zu suchen.

Stimuluskontrolle

Ihr Gehirn hat in den vergangenen Wochen oder Monaten höchstwahrscheinlich verlernt, dass das Schlafzimmer ein Ort zum Entspannen und Ausruhen ist. Tatsächlich liegen Sie aber schon viele Nächte lang wach im Bett oder beschäftigen sich dort mit Fernsehen oder Spielen. Das Gehirn verknüpft diesen Ort dadurch mehr und mehr mit Aufregung, Ärger oder eben mit anderen Aktivitäten, nur nicht mehr so sehr mit seiner eigentlichen Bestimmung, dem Schlafen. Die Folge: Sie sind müde, gehen ins Bett, aber dort entweicht das Schlafbedürfnis, denn Ihr Gehirn erinnert sich, dass hier nicht nur geschlafen wird. Und plötzlich sind Sie wieder wach.

Die Stimuluskontrolle soll diese Verknüpfung nun aufbrechen – und löschen. Wer sich eng an den Vorgaben orientiert, bringt seinem Körper und Geist innerhalb von circa zwei Wochen wieder bei, dass das Bett zum Schlafen da ist und nicht zum Wachliegen. Ruhige Nächte sind wieder in Aussicht.

Die genauen Anweisungen lauten:

1. Gehen Sie zu Bett, wenn Sie müde sind.
2. Benutzen Sie das Bett nur zum Schlafen, nicht zum Spielen, Trinken, Rauchen, Fernsehen. Sexuelle Akti-

vitäten sind kein Problem. Auch Lesen ist für viele ein hilfreiches Mittel, in den Schlafmodus überzugehen, und daher in Ordnung. Mehr als 30 Minuten sollten es aber nicht werden.

3. Wenn Sie nach 10–15 Minuten* noch wach sind, stehen Sie auf und gehen Sie in ein anderes Zimmer. Dort können Sie leise Musik hören, etwas lesen oder einer anderen ruhigen Tätigkeit nachgehen. Lassen Sie das Licht gedimmt. Wichtig ist: Gehen Sie erst wieder ins Bett, wenn Sie sich müde fühlen.
4. Neue Erkenntnisse der Schlafforschung betonen allerdings: Bleiben Sie liegen, wenn Sie geistig entspannt sind. Aufstehen könnte dann kontraproduktiv sein. Beginnen Sie sich jedoch zu ärgern oder kommen Sorgen um Ihren Schlaf hoch, dann verlassen Sie das Bett und halten Sie sich an Punkt 3.
5. Wenn Sie nach der Rückkehr ins Bett noch immer nicht einschlafen können, wiederholen Sie den vorigen Schritt: aufstehen, anderes Zimmer, ruhige Tätigkeit.
6. Egal, wie lange es am Abend gedauert hat, bis Sie zur Ruhe kamen: Stehen Sie jeden Morgen zur gleichen Zeit auf.
7. Schlafen Sie nicht tagsüber.

* Die 10–15 Minuten sind nur ein Schätzwert. Niemand möchte, dass Sie mit einer Stoppuhr im Bett liegen und die Minuten zählen. Das bewirkt das Gegenteil von dem, was gewünscht ist: Sie liegen hellwach und warten die Zeit ab. Gehen Sie nach Gefühl. Ob es ein paar Minuten mehr sind, ist dabei unerheblich.

Die Anweisungen mögen streng klingen und vielleicht auch nicht Ihren Gewohnheiten entsprechen. Doch wenn Ihre bisherigen Versuche und Methoden, den Schlaf wiederzufinden, gescheitert sind, warum dann nicht auch mal einen anderen Weg ausprobieren?

→ Versuchen Sie mal das Gegenteil

Sie haben Probleme einzuschlafen? Wollen unbedingt in den wohlverdienten Schlummer sinken? Dann versuchen Sie mal das Gegen-

---

Wenn Sie nicht einschlafen können und das Bett verlassen, beginnen Sie keine aufregenden Aktivitäten. Tabu sind: Aufräumen, Putzen, Fernsehen und mit nach Hause genommene Arbeit. Sie führen dazu, dass Sie erst recht wach werden.

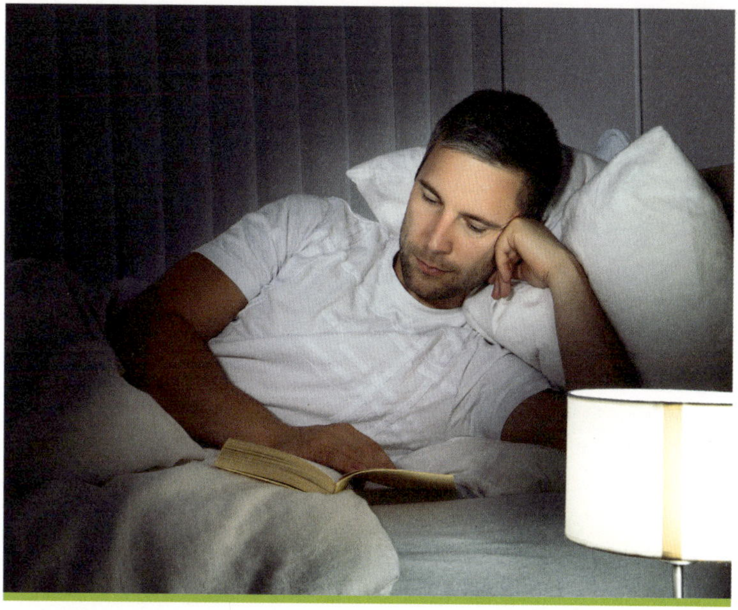

teil von dem, was Sie sonst im Bett tun. Versuchen Sie, nicht einzuschlafen, sondern wach zu bleiben. Machen Sie dafür ganz normal das Licht aus, kuscheln Sie sich unter Ihre Bettdecke. Alles so, wie Sie es sonst auch zum Schlafengehen tun. Aber jetzt halten Sie die Augen offen und probieren Sie, nicht einzuschlafen.

Die paradoxe Intention ist auch eine Form der Stimuluskontrolle und eine altbewährte Methode, die bei vielen Schlaflosen tatsächlich dazu führt, dass sie schneller mit den Augen klimpern, als wenn Sie wirklich versuchen zu schlafen. Die Erklärung dafür: Zu große Erwartungen an den Schlaf und der selbstgemachte Druck, schnell einzunicken, verhindern das Einschlafen. Die Aufforderung, das Entgegengesetzte zu tun, nimmt diese Last. Tatsächlich schlafen Insomnie-Patienten in Schlaflaboren meist überraschend gut, also dort, wo sie zeigen sollen, wie schlecht sie einschlafen können.

Schlafrestriktion

Die Schlafrestriktion verfolgt ein ähnliches Ziel wie die Stimuluskontrolle. Sie ist aber deutlich aufwendiger und braucht starke Nerven. Mithilfe dieser Methode sollen Schlaflose die Zeit lohnender nutzen. Viele liegen mitunter unzählige Stunden im Bett herum, haben davon aber nur einen Bruchteil geschlafen. Diese wach gelegene Zeit soll verringert werden. Das kann sechs bis acht Wochen dauern. In dieser Zeit schlafen Sie im Schnitt nur fünf bis sechs Stunden pro Nacht, auf jeden Fall kürzer als vielleicht gewünscht. Dafür umso besser.

Warum soll das etwas bringen? Die Erklärung ist simpel. Nach und nach entsteht

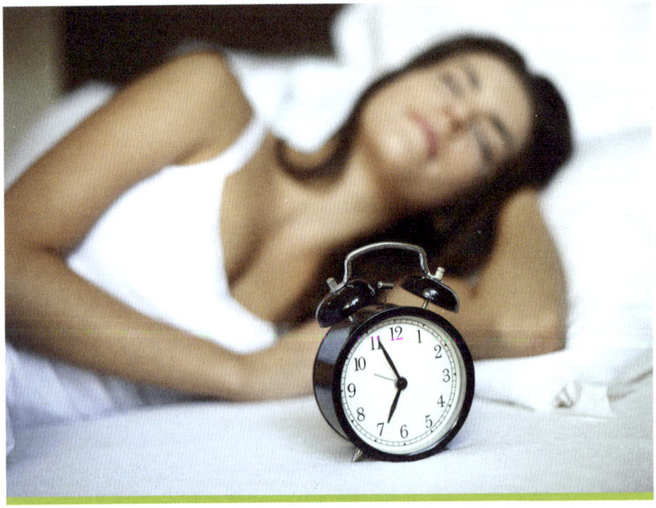

durch die verkürzten Nächte ein starkes Bedürfnis nach Schlaf. Das führt dazu, dass diejenigen, einmal im Bett, auch wirklich rasch einschlafen können. Ihre Zeit im Bett wird effizienter, sie nutzen es also wieder mehr zum Schlafen als zum Wachen. Sind die Nächte effizient genug, darf schrittweise wieder mehr Zeit im Bett verbracht werden. Der Clou: Weil man durch die kurzen vorangegangenen Nächte müde genug ist, werden zuvor Schlaflose sehr wahrscheinlich auch in den längeren Nächten schnell und gut schlafen.

Die Methode klingt zunächst harsch und nach viel Arbeit. Sie ist auch zugegeben nicht ganz simpel und verlangt viel Geduld und Durchhaltevermögen von Ihnen. Sie ist aber sehr wirksam. Über die Wochen hinweg normalisiert sich Ihr Schlaf – und spendet mehr Kraft. Sie hat sich sogar bei Menschen mit schweren Schlafbeschwerden bewährt.

Folgende Schritte sind notwendig:

1. Zwei Wochen Schlaftagebuch führen und die Zeit im Bett sowie die Schlafstunden ermitteln.
2. Die Schlafeffizienz berechnen (siehe Musterrechnung).
3. Den Schlaf auf die ermittelten Schlafstunden verkürzen. Wie? Früher aufstehen oder später ins Bett gehen. Was Ihnen leichter fällt.
4. Jeden Tag die Effizienz berechnen und dementsprechend die Nachtruhe verschieben oder den Wecker anders stellen. Nach einigen Wochen haben Sie vielleicht gar nicht mehr das Bedürfnis, alles so genau und strikt zu protokollieren und denken schon nicht mehr so stark über den Schlaf nach. Das ist ein Erfolg.
5. Beenden Sie das Programm, wenn der Schlaf nach wochenlanger Verbesserung wieder schlechter wird. Ein Beispiel: Haben Sie bei sieben Stunden pro Nacht sehr gut geschlafen und daraufhin Ihre Bettzeit verlängert, aber dann bei sieben Stunden und 30 Minuten weniger gut geschlafen, verkürzen Sie wieder auf sieben Stunden und bleiben Sie dabei. Das ist ihre optimale Schlafenszeit.

Sie können die Schlafrestriktion jederzeit wieder beginnen, wenn Sie bemerken, dass Ihr Schlaf erneut weniger erholsam oder öfter unterbrochen wird.

Schlafeffizienz berechnen

Zu Beginn der Schlafrestriktion müssen Sie Ihre persönliche Schlaf- und Bettzeit ermitteln. Das funktioniert am besten mit dem Schlaftagebuch, das Sie zwei Wochen lang führen.

Die Schlafzeit meint nur die Stunden, die Sie wirklich geschlafen haben. Die Bettzeit, die Zeit, die Sie insgesamt im Bett verbracht haben. Aus diesen Werten berechnet sich Ihre Schlafeffzienz.

Schlafeffizienz = Schlafzeit/Bettzeit x 100

Wenn Sie also 8 Stunden im Bett verbringen, aber effektiv nur 5 Stunden schlafen, dann haben Sie eine Schlafeffizienz von

5 Stunden/8 Stunden x 100 = 62,5 Prozent

Was folgt daraus

Je nachdem, wie hoch Ihre Schlafeffizienz ist, wird ihre Schlafenszeit nach folgenden Regeln angepasst:

- Erreichen Sie eine Schlafeffizienz von 90 Prozent oder mehr, können Sie Ihre Bettzeit um 20 Minuten verlängern.
- Liegt die Effizienz zwischen 85 und 90 Prozent, bleibt die Bettzeit gleich.
- Ist die Schlafeffizienz niedriger als 85 Prozent, wird die Bettzeit um 15 Minuten verkürzt

Ihr Schlaf sollte allerdings nie kürzer als 4,5 Stunden sein. Die Gefahr, dass Sie sich am Tage schlecht konzentrieren und im Straßenverkehr oder am Arbeitsplatz nicht schnell genug reagieren können, ist dann hoch.

Wenn alles nicht hilft: Wenn sich Ihre Nachtruhe mithilfe der gezeigten sechs Schritte nicht verbessert oder gar verschlechtert hat, ist das kein Zeichen für Schwäche. Dann war es für Sie persönlich nur nicht der passende Weg. Gehen Sie nun einen neuen: Nehmen Sie professionelle Hilfe in Anspruch. Ärzte oder Psychologen durchlaufen mit Ihnen ähnliche Etappen, können aber Rückhalt geben und motivieren, wenn es mal schwerfällt, etwas umzusetzen.

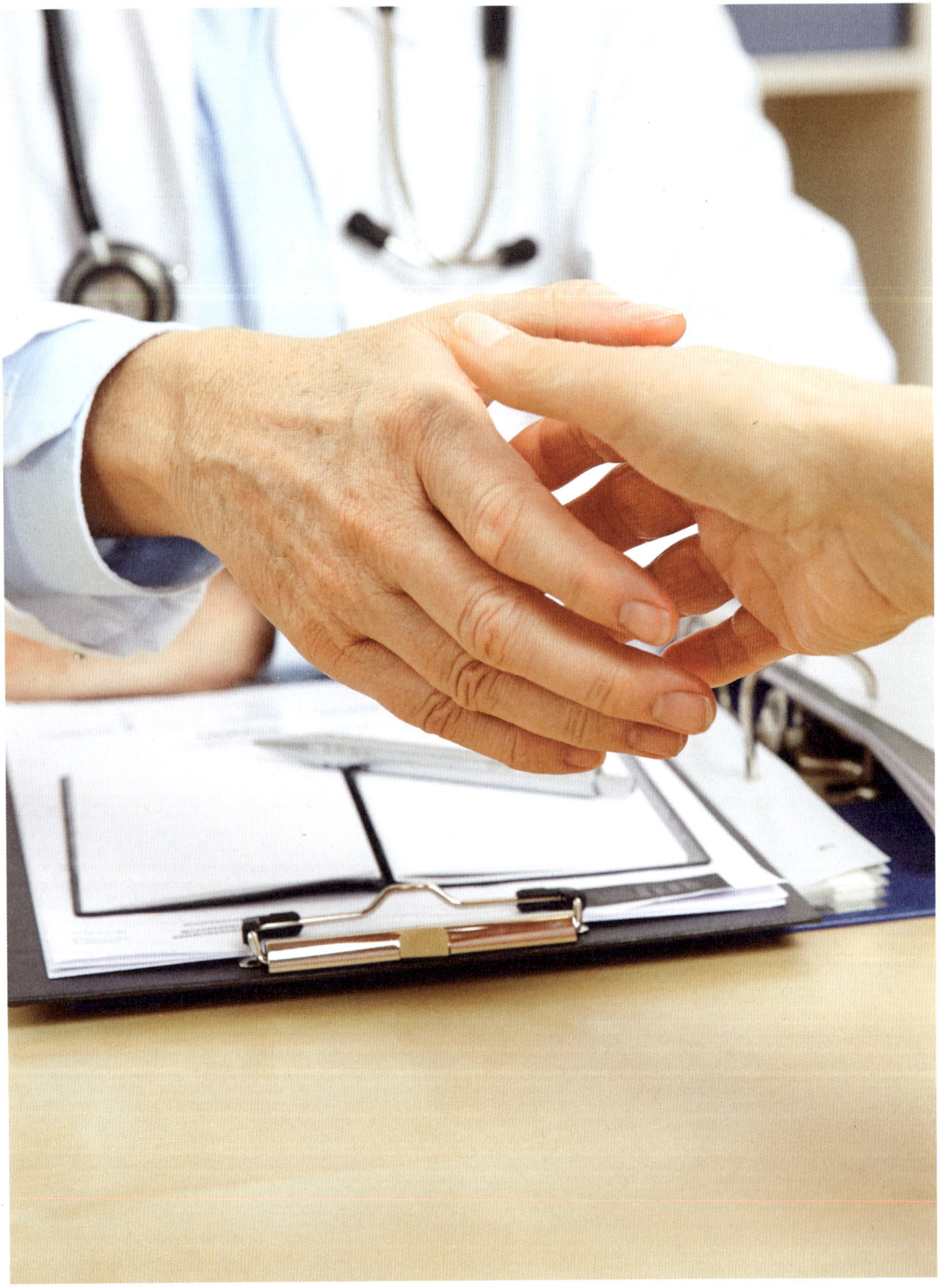

Hilfe beim Profi finden

Wenn die Versuche, auf eigene Faust den Schlaf zu verbessern, nicht zu dem gewünschten Ergebnis geführt haben, suchen Sie sich professionelle Unterstützung.

Ob Sie Ihre Schlafstörung auf eigene Faust bekämpfen wollen oder doch lieber mit professioneller Anleitung, steht Ihnen natürlich frei. Manch einer scheut sich, den Weg in die Arztpraxis auf sich zu nehmen oder ist es gewohnt, Probleme selbst anzugehen.

Erst prüfen

Bei bestimmten Symptomen oder Problemen sollten Sie allerdings auf jeden Fall fachliche Unterstützung suchen:

- Sie schlafen seit mehr als einem Monat die Hälfte aller Nächte oder mehr schlecht.
- Sie fühlen sich tagsüber müde und erschöpft und haben Probleme, sich zu konzentrieren.
- Sie leiden darunter, nicht ein- oder durchschlafen zu können.
- Ihre Stimmung hat sich in den vergangenen Wochen drastisch verschlechtert, bisherige Freizeitinteressen bereiten Ihnen keine Freude mehr.
- Zahlreiche Versuche, den Schlaf alleine wieder zu normalisieren, sind gescheitert.

Ihre Schlafstörung ist dann recht ausgeprägt, an der Schwelle dazu, chronisch zu werden, und wirkt sich auf Ihre psychische

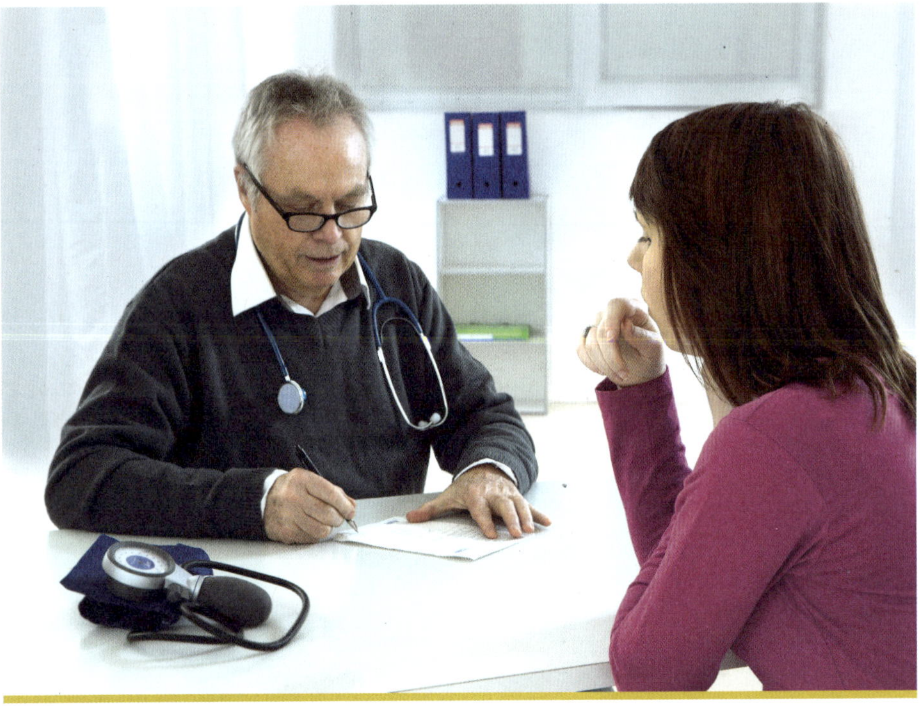

Verfassung aus. Der Versuch, sich in dieser Situation selbst helfen zu wollen, kann dann schnell scheitern. Das Gefühl, hilflos zu sein, wird dadurch verstärkt.

Die Probleme verschlimmern sich mitunter durch den Misserfolg. Es besteht die Gefahr, dass die Schlafprobleme in eine psychische Erkrankung münden. Dem kann man vorbeugen – und wenn es bereits so weit gekommen ist, auch abhelfen.

Was tut der Profi?

Die professionelle Behandlung greift oftmals auf die gleichen sechs Schritte zurück, die auch in dem Kapitel zur Selbsthilfe vorgestellt wurden. Nicht jeder schafft es aus eigener Kraft, die einzelnen Methoden anzuwenden. Bei manchen ist die Schlafstörung bereits schwerwiegend. Vielleicht wurden die Ansätze nicht korrekt umgesetzt oder die Motivation, dranzubleiben, war gering. All das ist nicht schlimm. Besteht die Schlafstörung nach dem Versuch, sich selbst wieder zu erholsamem Schlaf zu verhelfen, allerdings fort und belastet Sie weiterhin, sollte das Anlass genug sein, sich professionelle Unterstützung zu suchen.

Schlafmediziner empfehlen zudem jedem, der ernsthafte Schlafprobleme hat, sich zumindest einmal von einem Arzt untersuchen zu lassen, um auszuschließen, dass eine körperliche oder psychische Erkrankung oder Medikamente die Beschwerden verursachen. In diesen Fällen helfen die Selbsthilfe-Schritte allein nicht weiter. Sie können die Schlafstörung zwar vielleicht zeitweilig lindern, aber das ursächliche Problem, das einem den Schlaf raubt, ist dann weiterhin nicht behoben und verleidet weiterhin den Schlaf.

Erst einmal zum Hausarzt

Der Hausarzt sollte der erste Ansprechpartner sein. Oft kann er schon helfen, und wenn nicht, spezielle Hilfe vermitteln.

Egal, ob akute oder lang anhaltende Schlafstörungen: Belastet die zerrüttete Nachtruhe Sie stark und haben eigene Versuche, das zu ändern, bisher keinen Erfolg gebracht, dann ist es jetzt an der Zeit, Ihren Hausarzt als die erste Anlaufstelle, zurate zu ziehen und um fachliche Unterstützung zu bitten.

Je nachdem, wie stark Ihre Beschwerden sind oder woher sie ursprünglich rühren, kann der Hausarzt Sie bereits selbst beraten und Ihnen entsprechende therapeutische Hilfestellungen geben. Das sind meist grundlegende Informationen zu Schlafgewohnheiten und Schlafregeln.

In akuten Situationen wie einem Trauerfall oder aktuellen privaten Konflikten können Schlafmedikamente hilfreich sein, sollten aber auf jeden Fall keine dauerhafte und auch nicht die einzige Hilfsmaßnahme sein. Mehr zu Medikamenten und was es dabei zu beachten gilt, finden Sie im Kapitel „Welche Arzneimittel helfen" ab S. 147.

Sind Ihre Schlafprobleme ausgeprägt und können nicht allein durch den Allgemeinmediziner behandelt werden, sollte dieser Sie zu einem passenden Spezialisten vermitteln. Je nach Art des Störenfriedes, der Sie um den Schlaf bringt, sind unterschiedliche Fachrichtungen die erste Wahl. Ein paar Beispiele:

- Wer etwa tagsüber besonders müde ist, obwohl er ausreichend viele Stunden geschlafen hat, leidet vielleicht an einer Atemstörung im Schlaf. Bei solchen Phänomen wie übermäßigem Schnar-

Nicht um medikamentöse Hilfe bitten. Wenn Ihre Schlafstörungen keinen konkreten Anlass haben, sie schon einige Wochen anhalten und Sie noch nicht probiert haben, die Situation durch nichtmedikamentöse Maßnahmen zu verbessern, sollten Schlafmedikamente auch nicht die erste Option sein. Psychologische Hilfen und Veränderungen der Schlafgewohnheiten oder des Lebensstils sind dann sinnvolle Möglichkeiten, die Nachtruhe wieder in den Griff zu bekommen.

Checkliste

Was mein Hausarzt wissen muss

Damit Ihr Hausarzt einen optimalen Überblick über Ihre Schlafbeschwerden erhält und Sie nichts vergessen, kann es hilfreich sein, sich auf den Arztbesuch vorzubereiten. Je mehr Ihr Arzt weiß, desto gezielter kann er Ihnen helfen oder Hilfe vermitteln. Folgendes ist relevant:

- ☐ Wie lange besteht die Schlafstörung schon?
- ☐ Gab es einen Anlass für den Beginn der Schlafprobleme?
- ☐ Um welche Störung handelt es sich: nicht einschlafen können, nicht durchschlafen können, zu viel schlafen, unruhig schlafen, nicht erholt sein am Morgen?
- ☐ Wurden die Beschwerden unter bestimmten Bedingungen besser oder schlechter, etwa im Urlaub, nach einem aktiven Tag, bei viel Stress?
- ☐ Was haben Sie bereits ausprobiert, um die Schlafprobleme in den Griff zu bekommen?

chen und Atemaussetzern wären Hals-Nasen-Ohren-Ärzte oder Fachmediziner für Lungenerkrankungen zuständig.

- Wer vor allem unter unruhigen Beinen oder unwillkürlichen Bewegungen von Armen und Beinen im Schlaf leidet, findet bei einem Neurologen Rat.
- Hat Ihr Kind Schlafbeschwerden, bleiben die Kinderärzte der erste Ansprechpartner.
- Sind psychische Probleme wie eine Depression Ursache der Schlafprobleme, ist der Kontakt zu einem Psychologen oder Psychiater angeraten.

Mediziner all dieser Fachrichtungen dürfen laut Bundesärztekammer eine zusätzliche Ausbildung zum Schlafmediziner absolvieren. Diese kennen sich dann nicht nur mit den möglicherweise zugrundeliegenden körperlichen oder psychischen Problemen aus. Sie wissen auch über deren Zusammenhang und Auswirkungen auf den Schlaf Bescheid. Sie kennen spezielle Therapieansätze und können sowohl die ursächlichen Beschwerden als auch die Schlafstörung behandeln. Bei der Suche nach einem Facharzt oder Psychologen kann es daher Sinn machen, gezielt nach jemandem mit schlafmedizinischen Kenntnissen Ausschau zu halten. Mehr Informationen zur Schlafmedizin und wie Sie einen Facharzt in Ihrer Umgebung finden, lesen Sie ab S. 147 im Kapitel „Welche Arzneimittel helfen“.

Wann zum Schlafmediziner?

Fachärzte mit schlafmedizinischer Ausbildung können bei anhaltenden oder speziellen Schlafproblemen die Ursachen schnell erkennen – und gezielt behandeln.

Kann der Hausarzt nicht weiterhelfen oder hat seine Hilfestellung das Schlafproblem nicht lösen können, sollten Sie einen Spezialisten zurate ziehen, einen Schlafmediziner. Nicht jeder Arzt in Deutschland darf sich so nennen. Die Bundesärztekammer hat festgelegt, welche Fachrichtungen eine schlafmedizinische Zusatzausbildung machen dürfen. Dazu zählen: Allgemeinmediziner, Hals-Nasen-Ohren-Ärzte, Fachärzte für Innere Medizin, Lungenspezialisten, Kinderärzte, Neurologen, Psychiater und Psychotherapeuten. Vergeben wird die Bezeichnung „Schlafmediziner“ von der Ärztekammer selbst. Die Deutsche Gesellschaft für Schlafforschung und Schlafmedizin (DGSM) vergibt die Bezeichnung „Somnologe“ für qualifizierte Ärzte.

Die meisten Schlafmediziner oder Somnologen sind in speziellen Ambulanzen, Krankenhäusern oder an Universitäten beschäftigt. Nur wenige haben sich in einer Praxis niedergelassen. Wer also einen schlafkundigen Mediziner oder Psychologen sucht, muss sich meist an größere Einrichtungen wenden.

In Deutschland gibt es mehrere schlafmedizinische Ambulanzen oder Zentren. Dort arbeiten Mediziner unterschiedlicher Fachrichtungen zusammen und untersuchen das Schlafverhalten bis ins Detail. Ziel ist es, herauszufinden, was genau die Schlafstörung auslöst: Ist es ein körperliches Problem, ein psychisches, durch das eigene Verhalten bedingt oder gar durch Medikamente oder Substanzen, die jemand einnimmt. Diese Zusammenhänge zwischen den Störenfrieden und dem Schlaf werden noch häufig übersehen.

Die Untersuchung beim Schlafmediziner

In der Regel läuft die schlafmedizinische Untersuchung wie folgt ab: Sie beantworten zunächst Fragebögen zu Ihrem Schlaf, dem Befinden am Tag, gesundheitlichen Besonderheiten und die persönlichen Probleme beim Schlafen. In einem zweiten Schritt legen Sie ein Schlaftagebuch an und führen dies für zwei Wochen. Sie erhalten oft gleichzeitig ein Schlafmessgerät, auch Aktigraph genannt. Das ist eine Art Armbanduhr, die Sie nun mehrere Tage und Nächte tragen.

Diese misst ihre Bewegungen im Schlaf, kann erkennen, wann Sie wach sind, wann schlafen. Die Mediziner können anhand der Daten ablesen, welche Schlafgewohnheiten Sie haben und ob Sie am Tag eingenickt sind. Erklären die Befunde noch immer nicht die Schlafstörung, kommt eine Untersuchung im Schlaflabor infrage. Mit der Polysomnographie lassen sich zahlreiche Schlafprobleme und Ursachen zuverlässig erkennen und danach gezielt behandeln.

→ Was passiert im Schlaflabor?

Wer in einem Schlaflabor übernachtet, ist oft erst einmal verunsichert von den vielen Kabeln und Messmaschinen, die dort um ihn herum seinen Schlaf überwachen werden. Die Untersuchung in einem Schlaflabor ist jedoch völlig ungefährlich und schmerzlos. Der Raum unterscheidet sich im Grunde nicht von einem herkömmlichen Einzelzimmer im Krankenhaus. Die Untersucher werden zudem alles dafür tun, dass Sie so normal wie möglich schlafen können. Sie dürfen eigene Nachtwäsche tragen und Ihre Nacht wie zu Hause vorbereiten. Folgende Messungen nehmen die Mediziner dann vor:

- **Hirnströme.** Damit ermitteln die Schlafmediziner die Schlafdauer sowie die Schlafphasen. Dafür werden Elektroden auf der Kopfhaut platziert.
- **Vitale Tätigkeit.** Elektroden auf der Brust und ein Gurt um den Arm messen die Herzaktivität. Ein weiterer Gurt um Brustkorb und Bauch erfasst in der Nacht die Atemtätigkeit sowie eventuelle Atemstörungen.
- **Muskeln.** Einzelne Elektroden im Gesicht, oft an den Augenwinkeln (zur Messung der Augenbewegungen) sowie an den Beinen, seltener auch an den Armen, halten die nächtlichen Bewegungen fest. Sie messen Zuckungen oder starke Anspannung.
- **Video.** Eine Kamera am Ende des Bettes zeichnet zusätzlich mit Infrarot jegliche Bewegungen in der Nacht auf.

Nicht immer sind alle diese Messungen für eine Diagnostik notwendig. Welche Untersuchungen infrage kommen, hängt davon ab, welche Probleme Sie dem Arzt schildern und welche Verdachtsdiagnose die Mediziner bereits gestellt haben. Meist sind nicht mehr als zwei bis drei Nächte im Labor nötig, um genügend zuverlässige Daten zu sammeln.

Die Behandlung findet wie die Diagnostik meist ambulant statt. Nur für Untersuchungen im Schlaflabor oder in besonders schweren Fällen sind Übernachtungen in einer Klinik notwendig.

Weitere mögliche Untersuchungen

- Einschlaftest tagsüber im Schlaflabor
- Blutuntersuchung

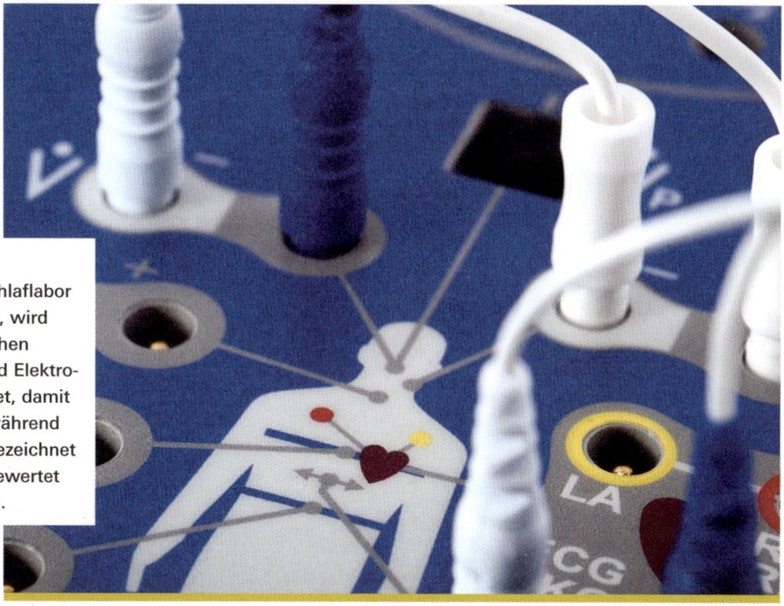

Vermessen
Wer sich im Schlaflabor zur Ruhe bettet, wird mit ungefährlichen Messgurten und Elektroden ausgestattet, damit die Vorgänge während der Nacht aufgezeichnet und dann ausgewertet werden können.

- Test des Herz-Kreislauf-Systems oder des Nervensystems
- Aufmerksamkeitstests
- in speziellen Fällen Überprüfung der Fahrtauglichkeit und Berufsfähigkeitstests.

Schlaftraining

Egal, ob die schlaflosen Nächte durch körperliche oder psychische Beschwerden oder durch Medikamente bedingt werden: Bei den meisten Patienten ist neben einer Therapie dieser Probleme auch eine gezielte Veränderung der Schlafgewohnheiten notwendig. Denn: Viele haben sich mit der Zeit ungünstige Verhaltensweisen angewöhnt. Diese können dafür sorgen, dass die Schlaflosigkeit fortbesteht, auch wenn die Ursache schon behoben wurde.

Schlaftrainings oder Patientenseminare sind daher nicht nur für Schlafgestörte sinnvoll, die die Beschwerden durch Gewohnheiten und Verhaltensweisen entwickelt haben, sondern auch für alle anderen Schlaflosen. Die meisten Schlafmedizinischen Zentren bieten sowohl Einzeltermine als auch Gruppentrainings an. Die Behandlung findet dann entweder in mehreren Sitzungen über wenige Wochen verteilt statt oder in einem Wochenendseminar.

Beide Formen bestehen aus folgenden Bausteinen:

1. Aufklärung der Patienten über den Schlaf und die Regeln der Schlafhygiene
2. Informationen zu den häufigsten Schlafstörungen sowie Erarbeitung des Zusammenhanges mit eigenen Symptomen
3. Ursachen der Schlaflosigkeit herausarbeiten, die meist psychischer Natur oder verhaltensbasiert sind
4. Methoden zur Selbsthilfe besprechen und einüben
5. Informationen zur Behandlung mit Medikamenten inklusive der Vor- und

Nachteile der Behandlung sowie Ermutigung, den Konsum zu reduzieren

6. Methoden, um Stress besser bewältigen und abbauen zu können, sowie Entspannungsübungen
7. Gespräche in der Gruppe, um individuell an der Störung sowie durch Rückmeldung der Gruppe an dem eigenen Problem arbeiten zu können.

Lichttherapie

Schlafstörungen bei älteren Menschen oder solche, die durch Schichtarbeit oder eine saisonale Depression ausgelöst werden, können durch eine Lichttherapie abgemildert werden. Lichttherapie hilft ebenfalls bei stark verschobenen Schlafrhythmen, wie sie auch häufig bei psychiatrischen Erkrankungen auftreten, sowie nach Langstreckenflügen.

Kern der Behandlung ist die Bestrahlung mit besonders hellem Licht. Die therapeutischen Lampen leuchten mit 7000 bis 10 000 Lux. Eine übliche Zimmerlampe hat 200–300 Lux. Die grellen Lichter enthalten besonders hohe Anteile des blauen Lichtspektrums, die vor allem auf das schlaffördernde Hormon Melatonin wirken. Das strömt in den Blutkreislauf, sobald es dunkel wird. Die Lampen verzögern allerdings die Ausschüttung des Hormons, so dass die Patienten länger wach und aktiv bleiben beziehungsweise morgens, wenn der Melatoninspiegel noch nicht ganz heruntergefahren ist, schneller auf die Beine kommen. Die Lampe muss nicht den ganzen Tag strahlen, 30 bis 45 Minuten genügen oft schon.

Schichtarbeiter profitieren etwa davon, wenn an ihrem Arbeitsplatz solch eine Lampe verwendet wird und sie in Spät- oder Nachtschichten fit hält.

Ältere Menschen werden oftmals deutlich früher am Abend müde als noch in jüngeren Jahren. Die Folge: ein verschobener Schlafrhythmus. Sie gehen sehr früh zu Bett, wachen aber auch mitten in der Nacht auf – und sind davon frustriert.

Eine Übersicht, wo es in Ihrer Nähe Schlaflabore gibt, finden Sie auf der Seite der Deutschen Gesellschaft für Schlafforschung und Schlafmedizin www.dgsm.de oder beim Leibniz-Zentrum für Psychologische Information und Dokumentation unter www.zpid.de/redact/category.php?cat=222 (links). Für Kinder empfehlen sich spezielle Schlaflabore: www.dgkj.de/service/kinderkliniken/akkreditierte_schlaflabore (rechts).

Ein anderer Fall sind Demenz-Patienten, die ebenfalls oft einen verschobenen Tages- und Nachtrhythmus haben. In beiden Fällen können die Lampen für eine bessere Struktur von Wachen und Schlafen sorgen.

Ähnlich wirkt das Licht bei einem Jetlag. Die innere Uhr tickt dann noch nach der Zeit am Abflugsort, Körper und Geist müssen aber schon nach der neuen Zeiteinstellung am Reiseziel arbeiten. Ist zu Hause noch Nacht, am neuen Ort jedoch Tag, können die therapeutischen Lampen helfen, leichter und schneller in den neuen Rhythmus zu kommen – und nicht mitten am Tag einzuschlafen.

Menschen mit Winterdepression sind in diesen Monaten nicht nur stark verstimmt, sondern schlafen auch besonders lange, vermutlich wegen der wenigen Sonnenstunden. Die Lichttherapie kann ihr Schlafbedürfnis senken und ihr Wohlbefinden steigern. Das Licht sollte je nach Problematik zu den passenden Tageszeiten eingesetzt werden. Am Morgen wirkt das Licht besonders antidepressiv, am Abend hilft es, später müde zu werden. Die Therapie kann bequem zu Hause stattfinden, allein oder in Kombination mit Medikamenten. Sie hat selten und kaum Nebenwirkungen. Erste Erfolge stellen sich Studien zufolge schnell ein.

Ziel der Behandlung ist es, das Bedürfnis nach Schlaf und die Schlafenszeit so zu verschieben oder zu mindern, dass diese nicht mit sozialen oder beruflichen Aktivitäten kollidieren, also nicht entgegengesetzt oder stark abweichend von den üblichen Schlafenszeiten der Mitmenschen oder den Arbeitszeiten bei Tag verlaufen.

Patientenratgeber der Deutschen Gesellschaft für Schlafforschung und Schlafmedizin. Die Untersuchung im Schlaflabor. www.dgsm.de/downloads/dgsm/arbeitsgruppen/ratgeber/neu-Nov2011 /Untersuchung_A4.pdf

Wann zum Psychologen?

Psychologische Methoden sind wirksam gegen Schlafstörungen. Wer sie allein nicht umsetzen kann oder zu sehr leidet, findet in einer Psychotherapie professionelle Unterstützung.

Um eine Schlafstörung zu beenden, sind nichtmedikamentöse Methoden die erste Wahl – ganz egal, welche Ursache die Schlafstörung hat. Diese Behandlungsansätze zielen vor allem auf Änderungen im Verhalten, Denken und Lebensstil ab. Viele Maßnahmen kann man auch allein ausprobieren (siehe „Selbst etwas verändern", S. 97). Führt das allerdings zu keinem Erfolg oder möchte man von Anfang an professionelle Unterstützung oder ist die Schlafstörung sehr ausgeprägt, kann eine Psychotherapie weiterhelfen. Sie kann eine ärztliche Behandlung entweder begleiten oder Kern der Therapie sein.

Wer wegen körperlicher Beschwerden oder durch Medikamente und Substanzkonsum unruhig schläft, kann und sollte neben einer gezielten Behandlung dieser Störenfriede psychologische Unterstützung hinzuziehen. Sind die psychischen Probleme Kern der Schlafstörung, sollte die Behandlung beide Aspekte berücksichtigen, aber die psychische Erkrankung in den Vordergrund stellen.

Grundsätzlich übernehmen die gesetzlichen Krankenkassen die Kosten für drei verschiedene Therapieverfahren: die analytische Psychotherapie, die tiefenpsychologische Psychotherapie und die kognitive Verhaltenstherapie. Bei Privatversicherungen sollten man im Vorfeld nachfragen, was die Kasse übernimmt.

Als wirksam gegen Schlafstörungen hat sich bisher aber nur die Letztere erwiesen. Psychotherapeuten mit diesem Schwerpunkt oder einer Zusatzausbildung zum Schlafmediziner/Somnologen sollten daher die erste Wahl sein. Meist genügt schon eine Kurzzeittherapie, um nachhaltig den Schlaf zu verbessern. Diese dauert in der Regel 20–25 Sitzungen.

Haben die Schlafprobleme aber vor allem körperliche Ursachen, sollten diese vorrangig behandelt werden. Eine begleitende psychologische Schulung oder Therapie kann dennoch sinnvoll sein, wenn die Schlafstörung schon länger anhielt. Oft haben sich dann ungünstige Verhaltensweisen, die den Schlaf unabhängig von den körperlichen Beschwerden beeinträchtigen, eingeschlichen.

Kognitive Verhaltenstherapie

Die kognitive Verhaltenstherapie ist die erfolgreichste Maßnahme gegen Schlafpro-

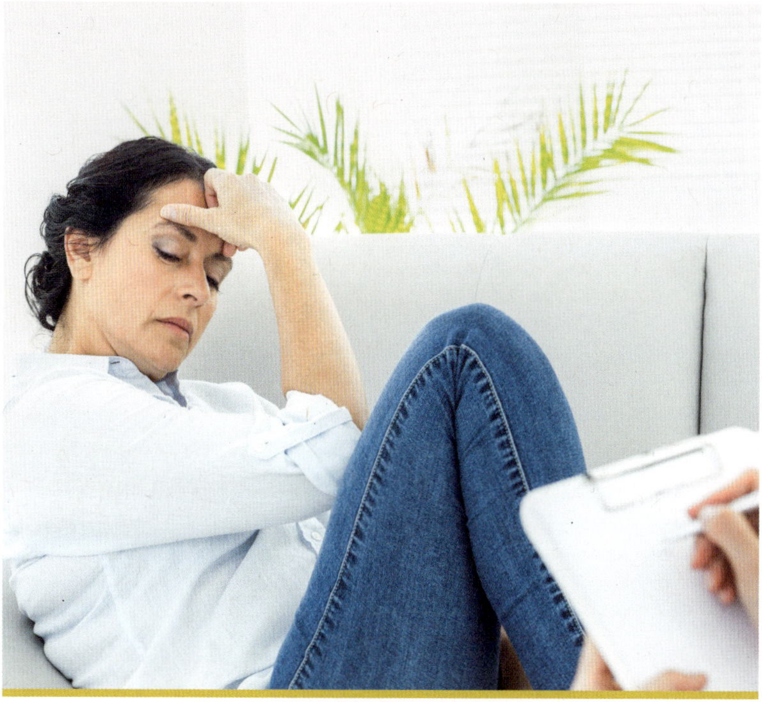

bleme – auch im Vergleich mit Medikamenten. Während Schlafmittel vor allem kurzfristig die Beschwerden lindern, wirken die psychologischen Methoden mindestens genauso gut – und nachhaltig. Denn sie setzen an der Ursache an.

Was in der Psychotherapie gemacht wird, unterscheidet sich zunächst nicht maßgeblich von dem, was Sie auch allein ausprobieren können. Der Psychotherapeut informiert Sie über den Schlaf und mögliche Schlafstörungen sowie die Regeln der Schlafhygiene. Er arbeitet mit Ihnen an der abendlichen Grübelei, vermittelt Entspannungsverfahren und wendet die psychologischen Kniffe wie Schlafrestriktion und Stimuluskontrolle an (siehe „Psychologische Kniffe", S. 127).

Warum also zum Psychotherapeuten gehen, wenn ich das alles doch auch allein machen kann? Der Therapeut ist ein Außenstehender, der genau weiß, wann die verschiedenen Methoden wie am besten wirken – und kann das Vorgehen Schritt für Schritt vermitteln. Denn manchmal sieht man den Wald vor lauter Bäumen nicht.

Vielen Patienten fällt es beispielsweise recht schwer, die scheinbar simplen Schlafhygiene-Grundsätze konsequent in ihren Alltag zu integrieren oder eigene Verstöße gegen die Regeln überhaupt zu erkennen. Oder sie nehmen ihre ungünstigen Gedankengänge zwar wahr, bemerken das abendliche Grübeln, aber von allein können sie die Gegenmaßnahmen dann doch nicht umsetzen.

In der Psychotherapie wiederum können solche inneren und äußeren Hindernisse miteinander besprochen und beseitigt werden. Der Psychotherapeut ist ein unabhän-

Checkliste

Der Weg zur Psychotherapie

Einen geeigneten Psychotherapeuten zu finden, bei dem man sich wohlfühlt, der von der Krankenkasse bezahlt wird und zeitnah einen Therapieplatz frei hat, ist nicht immer einfach. Folgende Schritte sind auf dem Weg zur Psychotherapie zu gehen:

- ☐ **Therapeutensuche.** Eine Liste mit Psychotherapeuten in Ihrer Umgebung erhalten Sie auf Nachfrage bei Ihrer Krankenkasse. Sie können auch im Internet suchen. Unter www.psych-info.de finden Sie alle Psychotherapeuten, die in den Psychotherapeutenkammern der Bundesländer Berlin, Bremen, Hamburg, Niedersachsen, Saarland und Schleswig-Holstein registriert sind. Der Psychologische Informationsdienst (PID) bietet online unter www.psychotherapiesuche.de sowie per Telefon (030/209 16 63 30) oder per E-Mail (pid@psychologen-akademie.de) Unterstützung bei der Suche in Ihrer Umgebung an.
- ☐ **Termin vereinbaren.** Wenn Sie einen Therapeuten ausgewählt haben, vereinbaren Sie am besten telefonisch einen Termin. Sie benötigen keine Überweisung von Ihrem Hausarzt.
- ☐ **Wartezeit.** Für gesetzlich Krankenversicherte gilt: Sollten Sie in der Nähe ihres Wohnortes zeitnah keinen Therapeuten mit Kassenzulassung finden, können Sie mitunter auf einen ohne diese Zulassung ausweichen. Fragen Sie bei Ihrer Krankenkasse, ob das möglich ist und was Sie dafür tun müssen. Meist verlangt die Krankenkasse Nachweise dafür, dass Sie monatelang auf einen Therapieplatz warten müssten. Notieren Sie deshalb, wenn Ihnen ein Psychotherapeut keinen Termin anbieten kann, Datum, Uhrzeit, Namen und Adresse des Therapeuten sowie die genannte Wartezeit. Die Bundespsychotherapeutenkammer empfiehlt, dass Kassenpatienten nicht länger als drei Wochen auf einen Platz warten sollten, nur in Ausnahmefällen seien maximal drei Monate zumutbar.
- ☐ **Behandlung beantragen.** Soll die Therapie beginnen, stellt der Psy-

chotherapeut einen Antrag an die Krankenkassen. Wollen Sie sich von einem Therapeuten ohne Kassenzulassung behandeln lassen, verlangen die Kassen in der Regel einen formlosen Antrag auf Kostenerstattung – vor der Behandlung.

- **Kostenerstattung.** In dem Antrag auf Kostenerstattung schildern Sie, dass Sie sich vergeblich bemüht haben, einen Psychotherapeuten mit Kassenzulassung zu finden, dass Sie bei dem Privattherapeuten Ihre Behandlung sofort beginnen könnten und bitten um Kostenübernahme. Dem Antrag fügen Sie die Nachweise über Ihre erfolglosen Bemühungen bei. Drei bis fünf Absagen gelten als zumutbar. Zum Antrag gehört zudem eine „Notwendigkeitsbescheinigung", die zeigt, dass die Behandlung nicht aufgeschoben werden kann. Diese kann der Hausarzt, ein Psychiater oder Neurologe ausstellen. Wird der Antrag abgelehnt, können Sie bei Ihrer Krankenkasse Widerspruch einlegen. Dieser ist in vielen Fällen erfolgreich. Formulierungshilfen und zusätzliche Informationen erhalten Sie in der kostenlosen Broschüre „Kostenerstattung" der Bundespsychotherapeutenkammer unter www.bptk.de.
- **Probesitzungen.** Wenn Sie einen Behandlungsplatz erhalten haben, können Sie den Psychotherapeuten testen. Die Krankenkassen gewähren fünf Probesitzungen, in denen die Patienten herausfinden können, ob sie sich bei dem Therapeuten wohlfühlen und sie beide sich vorstellen können, miteinander an dem Problem zu arbeiten. Stimmt die Chemie nicht, dürfen Sie innerhalb dieser Termine ohne Probleme den Therapeuten wechseln und dort erneut fünf Termine „ausprobieren".

giger Helfer, der weiß, wie sich die Veränderungen am besten umsetzen lassen, der für die Veränderungen motiviert, der hilft, Hürden und Probleme zu überwinden. Der Psychotherapeut ist bei jedem Schritt dabei und kann dem Betroffenen während der Prozesse Halt geben..

In Gesprächen und Übungen arbeiten die Patienten in der Psychotherapie zudem an den negativen Gedanken und Einstellungen gegenüber dem Schlaf sowie ungünstigen Erwartungen an die Nachtruhe. Allein ist das eher schwierig, weil dann die Rückmeldung von außen fehlt.

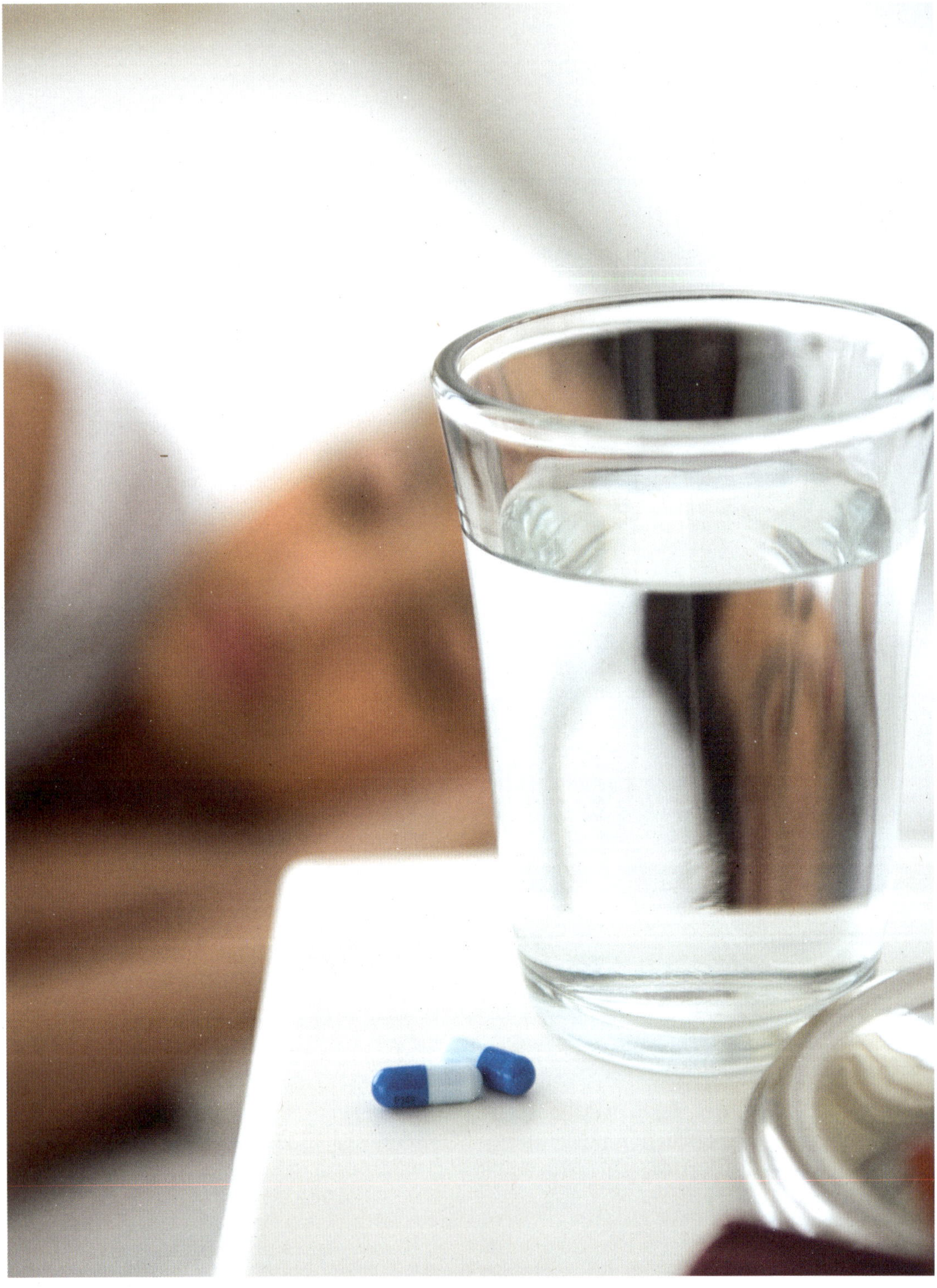

Welche Arzneimittel helfen

Arzneimittel sollten nie die erste Wahl in der Behandlung von Schlafstörungen sein. Kurzzeitig können sie helfen, haben aber mitunter erhebliche Risiken und Nebenwirkungen.

Arzneimittel sind nicht selten der erste Behandlungsschritt bei Schlafstörungen. Viele Betroffene probieren zunächst pflanzliche Tees und Tropfen aus der Apotheke aus. Diese sind zumeist harmlos und können längere Zeit verwendet werden. Ihre Wirkung ist nicht immer besonders stark, aber vielen helfen sie, zur Ruhe zu kommen.

In sehr belastenden Lebensphasen wie nach einem Trauerfall oder einer Scheidung sowie nach einer langen Reise können Medikamente aus der Gruppe der Antihistaminika beim Schlafen helfen. Auch diese gibt es ohne Rezept in der Apotheke. Diese Mittel wurden ursprünglich gegen Allergien eingesetzt. Ihre Nebenwirkung: Sie machen schläfrig. Heute werden die Mittel hauptsächlich gegen Schlafprobleme verabreicht.

Psychologische Methoden sind den üblichen Medikamenten gegen Schlafstörungen langfristig überlegen.

Die Stärke von psychologischen Methoden gegen Schlafstörungen haben mehrere internationale Übersichtsstudien nachgewie-

30 SEKUNDEN FAKTEN

20,1 MIO.

Packungen Schlaf- und Beruhigungsmittel wurden 2014 in deutschen Apotheken verkauft oder gegen Rezept abgegeben.

40 %

etwa 11,7 Millionen Packungen, waren pflanzliche Präparate mit Baldrian, Hopfen oder Melisse.

17,4 MIO.

Packungen, also 60 %, waren Benzodiazepine und Z-Präparate.

16 DER 20

meistverkauften Mittel haben ein hohes Risiko, abhängig zu machen oder missbräuchlich eingenommen zu werden.

Quelle: Barmer GEK Arzneimittelreport 2011

sen. Kurzfristig ist eine Kombination aus Arznei und psychologischen Maßnahmen besonders wirksam. Die Deutsche Gesellschaft für Schlafforschung und Schlafmedizin (DGSM) empfiehlt die nichtmedikamentösen Maßnahmen und Therapiemöglichkeiten daher mit Nachdruck.

Halten die Schlafprobleme an oder helfen die rezeptfreien Mittel nicht, gehen nicht wenige zu ihrem Hausarzt und hoffen auf stärkere Medikamente. Viele bekommen sie auch, dabei wären an dieser Stelle Verhaltenstipps der beste und von Experten empfohlene Weg. Erst wenn nichtmedikamentöse Methoden wie Schlafhygiene und Aufklärung über den Schlaf keinen Erfolg zeigen, sollten Mediziner zu rezeptpflichtigen Schlafmitteln greifen – und dann auch immer nur für kurze Zeit.

Die am häufigsten verschriebenen Schlafmedikamente, Benzodiazepine und sogenannte Z-Präparate, beenden zwar schlaflose Nächte wirksam und können gerade bei Menschen, die schon lange Zeit nicht mehr gutgeschlafen haben, endlich einmal für geruhsame Nächte sorgen. Doch sie haben auch nicht minder schwere Nebenwirkungen. Die wichtigste: Sie können abhängig machen. Der Körper, aber auch die Psyche gewöhnen sich daran, dass sie nur noch mit dem Medikament einschlafen können. Diese Verknüpfung entsteht mitunter sehr schnell. Daher gilt für diese Mittel: Sie sollten immer eine der letzten Optionen sein und nicht länger als 14 Tage eingesetzt wer-

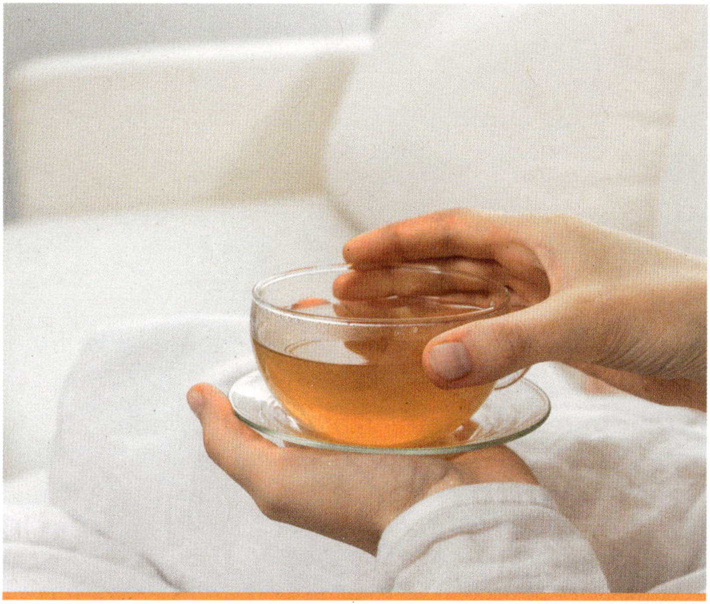

den. Gleichzeitig und auch nach der Medikamentengabe empfehlen Schlafmediziner, weiterhin nichtmedikamentöse Maßnahmen zu ergreifen. Das können kleine Änderungen im Lebensstil, Verhaltensweisen vor dem Schlafengehen oder auch im Bett sein. Im Alltag und Schlafzimmer verstecken sich oft viele Störenfriede. Medikamente beseitigen diese nicht. Aktive Veränderungen sind notwendig, um Schlafstörungen langfristig zu beseitigen.

Denn: Die Pillen, Dragees und Tropfen beheben zwar für kurze Zeit die Schlafprobleme, nicht aber ihre Ursache. Diese können sich dadurch sogar verfestigen. Zudem haben vor allem die verschreibungspflichtigen Medikamente zahlreiche unerwünschte Nebenwirkungen, von Schwindelgefühl bis hin zur Abhängigkeit. Viele können sogar selbst Schlafstörungen auslösen, wenn sie nach längerer Zeit abgesetzt werden – man spricht dann von einer rebound-insomnia, also einem Wiederauftreten der Schlafstörungen, ein Hinweis auf Entzugserscheinungen.

Folgende Medikamente werden in Deutschland gegen Schlafstörungen eingesetzt:

- pflanzliche Mittel
- Antihistaminika
- Benzodiazepine
- Z-Präparate
- sedierende Antidepressiva
- Melatonin
- niedrigpotente Neuroleptika.

▶ **Die Bewertung der Medikamente durch die Experten der Stiftung Warentest finden Sie im Internet unter www.test.de/medikamente.**

Medikamente selbst gekauft

Wenn abzusehen ist, dass die Probleme beim Ein- und Durchschlafen nur einige Nächte andauern werden, können bestimmte Antihistaminika helfen, zur Ruhe zu kommen.

Kurzzeitige Schlafprobleme treten etwa bei einem Jetlag nach einer langen Flugreise oder beim Wechsel zwischen verschiedenen Schichtdiensten auf. In diesen Fällen können kurzfristig Arzneimittel wie beispielsweise Antihistaminika helfen. Diese Arzneimittelgruppe wurde ursprünglich gegen Allergien eingesetzt. Dabei zeigte sich jedoch, dass die Mittel mit den Wirkstoffen Doxylamin und Diphenhydramin eine deutliche Nebenwirkung haben, die vor allem Schlafgestörten zugutekommt: Sie machen müde und schläfrig. Daher werden die Medikamente inzwischen kaum noch bei der Allergiebehandlung, sondern hauptsächlich auf diesem Gebiet angewandt.

Der Haken: Der Körper gewöhnt sich schnell an die Wirkstoffe, eine höhere Dosis wäre nötig, um weiterhin den schlaffördernden Effekt zu erhalten. Das würde aber die unerwünschten Nebenwirkungen verstärken. Nach wenigen Tagen sollte man die Mittel daher wieder absetzen.

Pflanzliche Präparate wie Baldrian und Johanniskraut zeigen ihre Wirkung hingegen erst, wenn sie einige Tage hintereinander eingenommen wurden. Dafür können Sie sie dauerhaft anwenden.

Antihistaminika

Sind die Schlafstörungen vorübergehend, können Sie auf die Antihistaminika der ersten Generation zurückgreifen. Schlafmediziner empfehlen die ehemaligen Antiallergie-Medikamente mit den Wirkstoffen Doxylamin und Diphenhydramin. Beide machen besonders müde, schieben also den Schlaf an. Sie helfen daher, wenn man Probleme hat, einzuschlafen.

- **Anwendung:** Die Arznei sollten Sie eine halbe Stunde vor dem Schlafengehen zu sich nehmen. Wer trotzdem nachts wach wird, sollte keine weitere Dosis einnehmen, da die Arznei sonst noch am folgenden Tag wirkt – und schläfrig macht.
- **Risiken und Gegenanzeigen:** Die Medikamente sollten nicht länger als ein paar Tage eingenommen werden, da der Körper sich schnell an die Substanzen gewöhnt. Eine höhere Dosis würde dann nötig werden, um den gleichen schlaffördernden Effekt wie zuvor zu erzielen. Damit nehmen aber auch die unerwünschten Nebenwirkungen zu, die auch noch am Folgetag auftreten

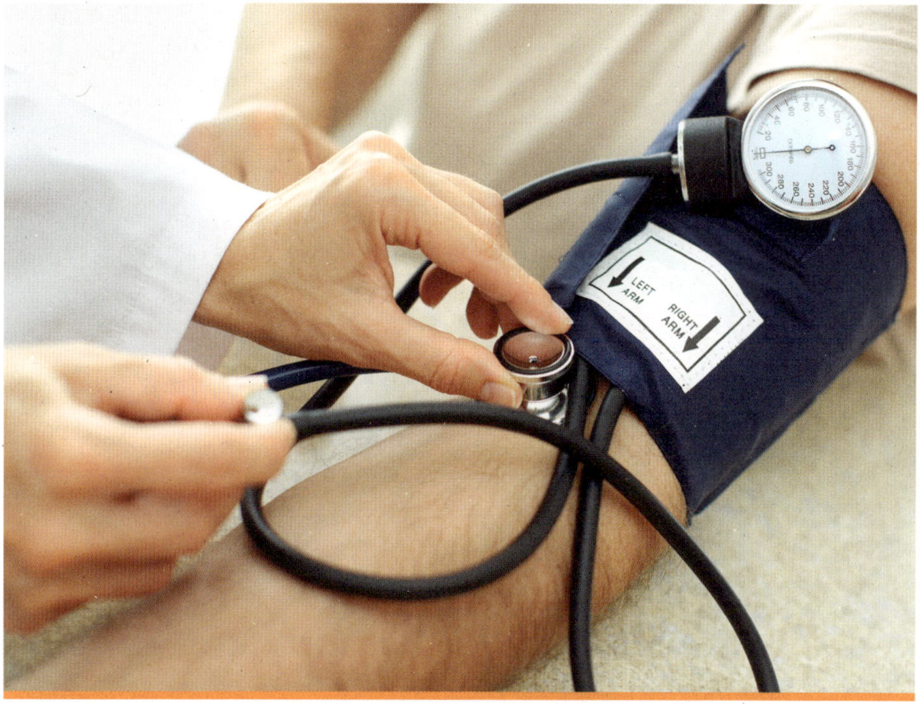

können. Diese reichen von Schläfrigkeit über Schwindel, Sehstörungen bis hin zu Problemen beim Wasserlassen.

Auch wer die Mittel mit Alkohol herunterspült, riskiert verstärkte Nebenwirkungen.

Die Wirkstoffe können in Kombination mit anderen Mitteln Probleme bereiten. Bei folgenden Mitteln sollten Sie auf Antihistaminika verzichten:

- Parkinson-Medikamente
- andere Antihistaminika
- starke Schmerzmittel
- Epilepsiemittel
- Medikamente gegen Angststörungen und Depressionen
- andere Schlafmittel.

Bei folgenden Beschwerden oder Erkrankungen sollten Sie generell vom Einsatz der Antihistaminika absehen oder unbedingt vorher Rücksprache mit Ihrem Arzt halten:

- Probleme, die Blase zu entleeren, v.a. bei Männern mit vergrößerter Prostata
- grüner Star
- chronische Atembeschwerden und Asthma bronchiale
- Epilepsie
- Herzerkrankung oder Herzrhythmusstörungen
- Einschränkung der Leberfunktion
- Tumorerkrankung an der Nebenniere.

Nur bei Doxylamin zu beachten:

- Bluthochdruck
- Refluxerkrankung.

Nur bei Diphenhydramin zu beachten:

- Verengung im Magen-Darm-Bereich.

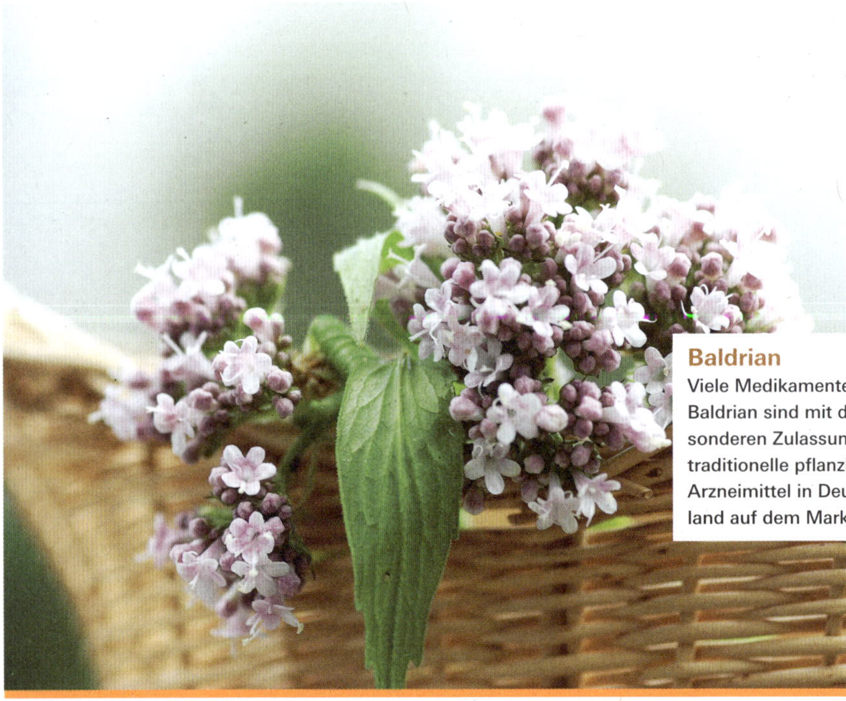

Baldrian
Viele Medikamente mit Baldrian sind mit der besonderen Zulassung als traditionelle pflanzliche Arzneimittel in Deutschland auf dem Markt.

Werden die Mittel doch länger als ein paar Tage eingenommen, sollten sie nicht einfach abgesetzt werden. Schon nach einer Einnahmezeit von zwei Wochen muss die Dosis Schritt für Schritt reduziert werden. Sie müssen dann damit rechnen, dass die Schlafprobleme vorübergehend zunehmen.

- **Bewertung:** Zu den Wirkstoffen und ihrem Einsatz bei Schlafstörungen gibt es bislang wenig Forschung. Dennoch stufen die Experten der Stiftung Warentest die Antihistaminika als „geeignet“ ein – aber nur, wenn die Mittel ausschließlich für wenige Tage eingenommen werden.

Pflanzliche Präparate

Baldrian ist eine Pflanze, die vorwiegend in Europa und Asien wächst. Die Inhaltsstoffe der Wurzel sollen beruhigen und den Schlaf fördern. Die Tropfen, Tees, Tabletten oder Dragees helfen, Anspannung und innere Unruhe zu mildern, aber auch bei Ein- und Durchschlafstörungen.

- **Anwendung:** Baldrian-Präparate wirken oft erst nach einigen Tagen. Ihre Wirkung nimmt erst nach und nach zu, nach etwa zwei bis vier Wochen ist sie voll entfaltet. Damit Baldrian den Schlaf fördert, sollte die Dosis hoch genug sein. Die Menge an Tabletten oder Dragees sollten etwa zwei bis drei Gramm getrockneter Baldrianwurzel entsprechen. Nehmen Sie diese etwa eine halbe Stunde vor dem Schlafengehen ein.
- **Risiken und Gegenanzeigen:** Manche reagieren allergisch auf Baldrian, dann sollten sie das Mittel nicht weiter einnehmen. Übelkeit und Bauchkrämpfe können ebenfalls auftreten.

Auch diese verschwinden wieder, wenn die Arznei abgesetzt wurde. Baldriantropfen oder -lösungen enthalten Alkohol. Wer Alkoholprobleme hat, leberkrank ist oder an Epilepsie leidet, sollte auf diese Präparate verzichten. Der Alkohol kann zudem die Wirkung von anderen Medikamenten beeinflussen. Halten Sie dann Rücksprache mit Ihrem Arzt.

- **Bewertung:** Die Experten der Stiftung Warentest beurteilen Baldrian als „mit Einschränkungen geeignet". Die bisherigen Untersuchungen lassen noch keine uneingeschränkte Empfehlung zu. Sicher ist jedoch, dass Baldrian im Gegensatz zu den meisten anderen Schlafpräparaten keinerlei gesundheitliche Risiken birgt. Sollte es über lange Zeit eingenommen werden, ist eine Rücksprache mit dem Hausarzt sinnvoll, vor allem, wenn Sie zusätzlich andere Medikamente einnehmen. Baldrian-Mittel ohne Alkohol sind vorzuziehen.

Tee aus getrocknetem **Johanniskraut** kann die Stimmung verbessern und Unruhe mildern. Es wird daher bei leichten Depressionen eingesetzt. Johanniskraut ist aber kein typisches Mittel gegen Schlafstörungen. Im Gegensatz zu Johanniskrautkapseln sind die Wirkstoffmengen bei einem Tee nicht genormt. Es treten natürliche Schwankungen und solche durch die Zubereitung auf.

- **Anwendung:** Wer Nervosität und Unruhe abmildern möchte, sollte am Tag etwa zwei bis vier Gramm Johanniskrauttee aufbrühen und trinken. Bei einer leichten Depression genügen 900 Milligramm auf zwei Portionen verteilt.
- **Risiken und Gegenanzeigen:** Wer Johanniskraut einnimmt, sollte das mit seinem Arzt absprechen. Es beeinflusst die Wirkung von zahlreichen Medikamenten, zumeist schwächt es deren Effekt, wie etwa bei der Antibabypille.

Es sollte zudem nicht zum Einsatz kommen, wenn jemand

- an einer schweren Depression leidet
- Antidepressiva nimmt
- besonders UV-Licht-empfindlich ist
- mit einem transplantierten Organ lebt und deshalb bestimmte Medikamente nehmen muss
- HIV-positiv ist oder Aids hat und dagegen Arzneimittel einnimmt
- wegen einer Krebserkrankung spezielle Medikamente nimmt.
- **Bewertung:** Die Experten der Stiftung Warentest beurteilen Johanniskrauttees als „wenig geeignet", um Schlafprobleme zu behandeln. Es mangelt für an wissenschaftlichen Nachweisen, dass die Präparate mit dem Pflanzenextrakt tatsächlich den Schlaf herbeiführen oder verbessern.

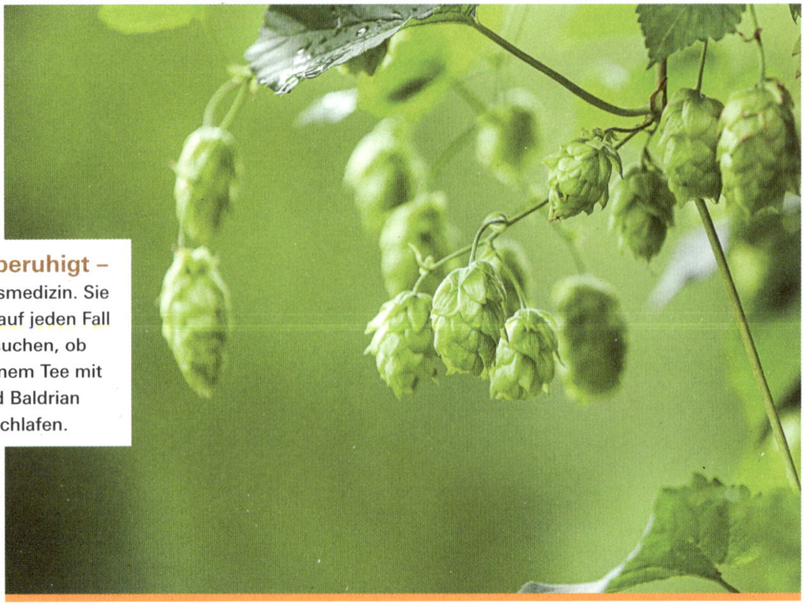

Hopfen beruhigt – so die Volksmedizin. Sie können es auf jeden Fall einmal versuchen, ob Sie nach einem Tee mit Hopfen und Baldrian besser einschlafen.

Melisse und Hopfen sowie Kombinationen: Die Pflanzen Melisse und Hopfen wirken beruhigend. Sie werden oft mit Baldrian oder untereinander kombiniert als Tees angeboten und sollen das Einschlafen erleichtern. Weitere Pflanzenextrakte, die Schlaftees beigemischt werden: Lavendel, Passionsblume, Pfefferminze.

- **Anwendung:** Der Tee, direkt vor dem Einschlafen getrunken, sollte mindestens 1,5 Gramm der Extrakte und getrockneten Blätter enthalten. Meist umfasst ein Teebeutel genau diese Menge. Wie beim Baldrian kann es zwei bis vier Wochen dauern, bis die Heilpflanzen ausreichend wirken.
- **Risiken und Gegenanzeigen:** Die Tees sind ungefährlich. Einige andere Präparate mit pflanzlichen Bestandteilen enthalten jedoch Alkohol und sind daher nicht geeignet für Alkohol- oder Leberkranke sowie Menschen mit Epilepsie. Einige Kombinationen enthalten Johanniskraut. Die Risiken dazu finden Sie auf der vorhergehenden Seite.
- **Bewertung:** Melissentees bewerten die Experten der Stiftung Warentest wie die meisten Kombinationsprodukte aus Pflanzenextrakten als „wenig geeignet", um Schlafstörungen zu lindern. Es fehlen handfeste Belege, dass die einzelnen Bestandteile den Schlaf tatsächlich anstoßen können. „Mit Einschränkungen geeignet" sind Baldrian-Hopfen-Mischungen.

Vom Arzt verordnete Medikamente

In akuten Situationen können die verschreibungspflichtigen Schlaf- und Beruhigungsmittel eine schnelle, wirksame, aber kurzzeitige Lösung sein: Benzodiazepine oder die Z-Substanzen.

Schlaffördernde Arzneimittel sollten nicht ohne gleichzeitige nichtmedikamentöse Maßnahmen eingesetzt werden. Schnell entsteht sonst bei den Patienten das Gefühl, nur noch durch Pillen einzuschlafen und ohne diese nicht zur Ruhe zu finden. Auch wenn die Schlafstörung schon länger anhält, gilt es erst durch Veränderung im Schlafzimmer, den Schlafgewohnheiten und im Lebensstil den Schlaf wiederzuerlangen, bevor Medikamente zum Einsatz kommen. Denn im Gegensatz zu pflanzlichen Mitteln und Antihistaminika haben die verschreibungspflichtigen Schlafmittel erhebliche Risiken und Nebenwirkungen.

Üblicherweise setzen Ärzte zunächst Benzodiazepine oder die sogenannten Z-Präparate ein. Die Wirkstoffe der zweiten Arzneimittelgruppe beginnen alle mit Z, daher die Namensgebung. Sie wirken ähnlich wie die Schlafmittel-Klassiker Benzodiazepine. Hält die Schlafstörung an und konnte sie innerhalb der empfohlenen zwei (bis vier) Wochen nicht mithilfe einer der beiden Schlafmittel gelindert werden oder können diese wegen körperlicher Probleme gar nicht erst eingenommen werden, greifen Ärzte oftmals zu Antidepressiva oder Neuroleptika. Diese Medikamente werden eigentlich bei Depression, Ängsten oder Psychosen eingesetzt, aber durch ihre beruhigende oder dämpfende Wirkung können sie auch den Schlaf anschieben. Offiziell sind die Mittel aber nicht für die Behandlung von Schlafstörungen zugelassen. Da sie im Gegensatz zu den üblichen Schlafmitteln nicht abhängig machen, gelten sie dennoch als denkbare Alternative. Wenn auch eine mit anderen, nicht minder schweren Nebenwirkungen.

Antidepressiva und Neuroleptika dienen zur Behandlung anderer psychischer Erkrankungen und sind von der Arzneimittelbehörde in Deutschland dafür zugelassen. Da Studien gezeigt haben, dass die Medikamente auch bei Schlafstörungen wirksam sein können, greifen Mediziner bei Insomnien mitunter auf sie zurück, etwa wenn Benzodiazepine oder Z-Medikamente nicht angewandt werden können. Da die Mittel aber offiziell nicht für die Behandlung von Schlafstörungen zugelassen sind, bezeichnet man ihre Anwendung als off-label-use.

Krankenkassen erstatten die Kosten für ein off-label-genutztes Mittel nur, wenn damit eine schwere Erkrankung behandelt wird, für die keine andere Therapie verfügbar ist, und wenn eine begründete Aussicht auf einen Behandlungserfolg besteht.

Eine Besonderheit besteht auch beim Versicherungsschutz, denn der Pharmahersteller haftet in diesen Fällen nicht, wenn es zu unerwünschten Wirkungen oder Ereignissen kommt. Ihr Arzt muss Sie sorgfältig informieren, wenn er Ihnen ein Medikament im Off-label-Gebrauch verschreiben möchte.

Benzodiazepine

Benzodiazepine sind sehr wirksame, aber auch nicht unbedenkliche Medikamente. Sie erleichtern das Ein- oder Durchschlafen, lindern Ängste und wirken auch auf die Muskulatur entspannend sowie krampflösend. Seit den 1960er Jahren werden sie daher als Beruhigungs- und Schlafmedikamente, aber auch bei epileptischen Anfällen eingesetzt. Inzwischen gibt es etwa zwanzig verschiedene Benzodiazepine. Sie unterscheiden sich darin, wie schnell und wie lange sie wirken, aber auch, wie lang der Körper braucht, um sie abzubauen. Einige Varianten wirken noch Tage später und können am Morgen zu einem Hangover führen.

Was ist ein Hangover?

Einige Benzodiazepine können vom Körper nur sehr langsam abgebaut werden. Sie wirken mitunter noch mehrere Tage nach. Eines der bekanntesten Mittel, Valium® (Wirkstoff Diazepam), kann insbesondere bei älteren Menschen bis zu 200 Stunden wirken. Befindet sich nach dem Aufstehen noch sehr viel Wirkstoff im Blut, spricht man von einem Hangover. Das Mittel fördert also nicht nur den Schlaf. Den ganzen nächsten Tag kann es den Geist vernebeln, ermüden und die Konzentrationsfähigkeit hemmen.

→ Wirkdauer von Benzodiazepinen

Kurzwirksame Benzodiazepine
Triazolam: 2–4 Stunden (Gefahr, dass beim nächtlichen Aufwachen das Mittel erneut genommen und damit überdosiert wird)
Brotizolam: 3–6 Stunden

Mittellang wirksame Benzodiazepine
Lormetazepam: 10–14 Stunden
Temazepam: 10–13 Stunden

Langwirksame Benzodiazepine
Flunitrazepam: 16–35 Stunden
Flurazepam: 19–133 Stunden (ein Abbauprodukt ist mitunter mehrere Tage wirksam)
Nitrazepam: 25–30 Stunden
diese Mittel können einen Hangover begünstigen

Wer Benzodiazepine einnimmt, sollte sich streng an die Absprachen mit dem Arzt halten (4-K-Regel) und die Mittel möglichst nicht länger als zwei, maximal vier Wochen einnehmen.

Von allen Benzodiazepinen kann man abhängig werden. Der Körper gewöhnt sich schnell an die Wirkstoffe. Schon nach einigen Tagen nimmt die Wirkung ab. Beendet man die Einnahme der Medikamente von einem auf den anderen Tag, können die ursprünglichen Symptome, wegen derer man die Mittel eingesetzt hat, in stärkerer Form wieder auftreten (Rebound-Effekt) und Entzugserscheinungen dazukommen. Dazu zählen Kopfschmerzen, Angstzustände, starke Reizbarkeit bis hin zu Krampfanfällen. Benzodiazepine müssen daher immer ausgeschlichen werden (siehe S. 160).

- **Anwendung:** Die Einnahme ist unkompliziert: In der Regel schluckt man eine Schlaftablette etwa eine halbe Stunde vor der Nachtruhe. Die Mittel mit Triazolam und Flunitrazepam wirken mitunter allerdings schon nach zehn Minuten und sollten daher direkt vor dem Schlafen genommen werden. Aber Achtung: Benzodiazepine sollten erst verwendet werden, wenn es sich um einen akuten Fall von Schlafstörungen handelt. Körperliche oder psychische Beschwerden sowie die Wirkung von Medikamenten oder anderen Substanzen sollten als Ursache ausgeschlossen werden können. Alle medikamentenlosen Maßnahmen sollten bereits ausgeschöpft worden sein.

Checkliste

„4-K-Regel"

Um den Einsatz von Benozodiazepinen und ebenso der Z-Substanzen sicher zu gestalten, sollte die 4-K-Regel für die Verschreibung eingehalten werden:

- ☐ **Konkrete Diagnose.** Das Mittel sollte nicht ohne vorherige Untersuchung und eine Diagnose verschrieben werden.
- ☐ **Kleinste Dosis.** Wenn die Medikamente verschrieben werden, dann sollte die niedrigste Dosis angesetzt werden.
- ☐ **Kurzfristige Einnahme.** Benzodiazepine sollten nur für einige Tage, maximal zwei bis vier Wochen verschrieben werden.
- ☐ **Kein abruptes Absetzen.** Bei manchen Präparaten ist schon nach einmaliger Einnahme ein Rebound-Effekt zu spüren. Daher sollten Benzodiazepine nicht einfach abgesetzt, sondern ausgeschlichen werden. Je länger die Behandlung mit den Mitteln, desto länger dauert dies.

→ Woher kommt der Rebound?

Wer nach einigen Tagen einfach aufhört, Benzodiazepine einzunehmen, wird wahrscheinlich einen Rebound erleben. Setzt man die Mittel abrupt ab, kommen die ursprünglichen Beschwerden oftmals in verstärkter Form zurück: Schlafstörungen, Ängste und Unruhe. Bei manchen Benzodiazepinen tritt der Effekt schon nach wenigen Pillen ein. Die meisten greifen bei solchen Absetzsymptomen gleich wieder zum Schlafmittel. Sie denken, ihre Problematik hat sich tatsächlich verschlimmert.

▸ **Risiken und Gegenanzeigen:** Von Schwindelgefühl über Probleme, die Muskeln zu steuern, bis hin zu einer Gewöhnung: Benzodiazepine haben teilweise beträchtliche Nebenwirkungen. Langwirksame Formen verursachen oftmals einen Hangover. Zudem kann bei jeglichen Benzodiazepinen eine Gewöhnung einsetzen und damit eine Abhängigkeit begünstigt werden. Beim Absetzen können Entzugserscheinungen und ein Rebound-Effekt auftreten. Aber: Werden Benzodiazepine nur kurzzeitig eingesetzt und entsprechend den Empfehlungen, sind sie unbedenklich und risikoarm. Mehr Nebeneffekte als leichte Müdigkeit, Kopfschmerzen oder Benommenheit treten dann üblicherweise nicht auf.

Wer bereits Medikamente einnimmt, sollte mit dem Arzt besprechen, ob deren Wirkung von den Schlafmitteln beeinflusst werden kann. Unerwünschte Nebenwirkungen nehmen unter Umständen zu oder ein Mittel hebt die Wirkung des anderen auf. Wechselseitige Einflüsse mit folgenden Arzneimittelgruppen sind bekannt:

- Medikamente gegen Pilzerkrankungen, bakterielle Infektionen oder HIV
- Medikamente gegen Depressionen, Psychosen, Epilepsie oder Angststörungen
- starke Schmerzmittel wie Opioide
- Antihistaminika
- Medikamente gegen Tuberkulose
- Medikamente gegen Herzschwäche
- andere Schlafmittel.

Um einer zu schnellen Gewöhnung vorzubeugen, können Sie mit Ihrem Arzt eine Intervalltherapie vereinbaren: Sie nehmen die Mittel nicht jeden Abend, sondern nur an zwei bis drei Abenden pro Woche, etwa wenn Sie wissen, dass der folgende Tag besonders anstrengend wird und Sie daher schnell einschlafen möchten.

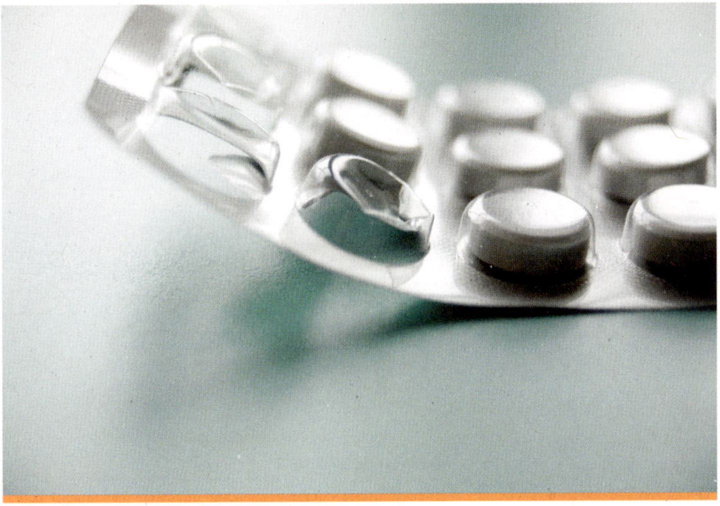

Nehmen Sie die Mittel niemals zusammen mit Alkohol ein. Dieser verstärkt die dämpfende Wirkung, kann in der Kombination zu Bewusstlosigkeit und Erinnerungslücken führen. Aufgepasst auch bei Grapefruit und Grapefruitsaft: Ein Enzym der Frucht verstärkt oder verlängert ebenfalls die Effekte dieser Schlafmittel.

Außerdem sollten Personen mit folgenden Beschwerden die Schlafmittel meiden, da sie die Leiden verstärken und dann mitunter lebensgefährlich sein können:

- Autoimmunerkrankung Myasthenia gravis
- schwere Leberfunktionsstörung
- chronisch verengte Atemwege sowie bei Schlafapnoesyndrom
- Nerven- oder Gehirnerkrankung Ataxie
- Abhängigkeitserkrankungen in der eigenen Lebensgeschichte oder der Familie.

Vorsichtig sein sollten auch ältere Menschen. Für sie sind Benzodiazepine ungeeignet, Mediziner raten von ihrem Einsatz ab. Ihre Leber kann die Stoffe nicht so schnell abbauen, sie wirken länger und sammeln sich mitunter im Körper an. Auf Dauer verschlechtern sie den körperlichen und geistigen Zustand der älteren Patienten. Konzentrationsprobleme, ein immer schwächeres Gedächtnis, aber auch ein unsicherer Gang und Stürze werden nicht selten von Benzodiazepinen mitbedingt.

Für Kinder sind die Mittel nur in Ausnahmefällen geeignet. Während der Schwangerschaft raten Mediziner von der Einnahme ab. In der Stillzeit ist die gelegentliche Einnahme von Benzodiazepinen unbedenklich.

- **Bewertung:** Wenn sie maximal zwei Wochen angewendet werden, schätzen die Experten der Stiftung Warentest kurz- und mittellang wirksame Benzodiazepine als „geeignet“ ein. Ausnahme sind Mittel mit dem Wirkstoff Triazolam: Das kurzwirkende Benzodiazepin hat zahlreiche unerwünschte Nebenwirkungen und ist deshalb nur „mit Einschränkungen geeignet“. Zudem wirkt es so kurz, dass die Patienten mitten in der Nacht doch aufwachen, nicht einschlafen können und in Versuchung kommen, noch eine Tablette einzuneh-

Checkliste

Wie Sie Benzodiazepine ausschleichen

Auch wer die Schlafmittel nur kurz eingenommen hat, sollte sie nicht plötzlich absetzen. Wer die Mittel länger als empfohlen verwendet hat, bei dem dauert auch das Ausschleichen länger. Es kann dann mehrere Monate dauern, bis Sie komplett entwöhnt sind. Zwei Wege sind möglich, sprechen Sie mit dem Arzt:

- ☐ **Weg Nummer 1.** Diese Variante braucht nur drei Schritte: Jeden dritten Tag halbieren Sie die Dosis. Wenn Sie bei einem Viertel der anfänglichen Menge angekommen sind, können Sie das Mittel beim nächsten Mal weglassen. Der Ablauf: volle Dosis, halbe Dosis, Vierteldosis, Ende.
- ☐ **Weg Nummer 2.** Bei dieser Variante nehmen Sie das Mittel in Intervallen ein. Sie verringern nach und nach die Zahl der Tage, an denen Sie das Mittel einnehmen; z. B. 3 Nächte mit Schlafmittel, 1 ohne; dann 2 mit, 1 ohne; dann 1 mit, 1 ohne, Ende.

men. Das begünstigt einen Hangover. Langwirksame Benzodiazepine tun das generell und erhalten wegen weiterer unerwünschter Nebenwirkungen und Risiken das Urteil „wenig geeignet".

Z-Substanzen

Die Z-Substanzen, also Schlaf- und Beruhigungsmittel, deren Wirkstoffe mit dem Buchstaben Z beginnen, nehmen in der Behandlung von Schlafstörungen einen immer größeren Raum ein, ihre Verkaufszahlen steigen. Denn: Sie sind ebenfalls sehr wirksam und galten lange Zeit als risikoärmere Alternativen zu Benzodiazepinen.

Die Wirkstoffe Zolpidem und Zopiclon haben eine andere chemische Zusammensetzung als die alten Stoffe Diazepam und Co. Dennoch docken sie im Körper an den gleichen Stellen wie diese an (Benzodiazepin-Rezeptor-Agonisten) und haben dort einen ähnlichen Effekt: Sie stoßen den Schlaf an, beruhigen und entspannen. Beide wirken recht kurz: Zolpidem etwa zwei bis vier Stunden, Zopiclon circa fünf Stunden.

Der Haken: Wie ihre Vorreiter können die neuen Schlafmittel in eine Abhängigkeit führen und ähnliche unerwünschte Nebenwirkungen hervorrufen. Vor einigen Jahren wurden sie daher von der Weltgesundheitsorganisation WHO auf die gleiche Risikostufe wie Benzodiazepine gestellt.

- **Anwendung:** Die Z-Substanzen sollten ebenso vorsichtig verschrieben und eingenommen werden wie Benzodiazepine:

nicht länger als zwei, maximal vier Wochen und erst nachdem andere Ursachen für die Schlafprobleme ausgeschlossen werden konnten und Maßnahmen ohne Medikamente keine Veränderung gebracht haben (siehe „4-K-Regel", S. 157). Die Mittel werden dann direkt vor dem Schlafen verwendet.

- **Risiken und Gegenanzeigen:** Da Z-Substanzen an den gleichen Stellen im Nervensystem wirken wie Benzodiazepine, sind auch Risiken, Nebenwirkungen und Wechselwirkungen mit anderen Medikamenten nahezu identisch. Auch sie sind für Ältere, Schwangere und Kinder wegen der möglichen Nebenwirkungen und Risiken ungeeignete. Und auch bei ihnen ist Obacht geboten: Sie können wie Benzodiazepine zur Gewöhnung führen, die schnell in eine Abhängigkeit münden kann. Dennoch gilt auch für Zolpidem und Zopiclon: Werden die Präparate nur kurzzeitig eingesetzt und entsprechend den Empfehlungen, sind sie unbedenklich.
- **Bewertung:** Werden die Mittel nur für kurze Zeit eingesetzt, schätzt die Stiftung Warentest sie als „geeignet" ein.

Antidepressiva

Sie machen nicht abhängig, können längere Zeit eingesetzt werden, vor allem, wenn eine Depression die Schlafprobleme auslöst: Forscher untersuchen schon lange, welche Effekte diese Medikamente, die vor allem depressive Symptome lindern sollen, auf den Schlaf haben. Im Fokus:

- Mirtazapin
- Trimipramin
- Doxepin
- Amitriptylin
- Mianserin
- Trazodon

Diese Wirkstoffe dämpfen und können mitunter das Einschlafen erleichtern. Hauptsächlich verlängern sie jedoch die Schlafenszeit und die Tiefschlafphasen. Immer öfter verwenden Ärzte sie auch gegen chronische Schlafstörungen. Zugelassen sind sie dafür allerdings nicht. Und auch sie haben erhebliche Nebenwirkungen.

- **Anwendung:** Die Mittel werden bei Schlafstörungen ohne Depression in viel niedrigerer Dosis angewandt, meist nur ein Fünftel der üblichen Menge. Sie kommen erst zum Einsatz, wenn alle möglichen nichtmedikamentösen Ansätze ausgeschöpft wurden sowie die Behandlung mit den üblichen Schlaf- und Beruhigungsmitteln nicht möglich oder nicht erfolgreich war.
- **Risiken und Gegenanzeigen:** Trotz der offenkundigen Vorteile der Antidepressiva bei lang anhaltenden Schlafstörungen haben auch sie nicht unerhebliche Nebenwirkungen. Die Mittel belasten das Herz-Kreislauf-System, den Magen-Darm-Trakt und können zu einer Gewichtszunahme führen. Vor allem bei älteren Menschen ist die

Checkliste

Haben Sie ein Problem mit Benzodiazepinen und Z-Substanzen? (Lippstädter Benzo-Check)

Erleben Sie eine Gefühlsabschwächung bis hin zur depressiven Verstimmung?

- ☐ überhaupt nicht (0 Punkte)
- ☐ ein wenig (1 Punkt)
- ☐ ziemlich (2 Punkte)
- ☐ stark (3 Punkte)
- ☐ sehr stark (4 Punkte)

Ist Ihre Konzentrations- und/oder Merkfähigkeit gestört?

- ☐ überhaupt nicht (0 Punkte)
- ☐ ein wenig (1 Punkt)
- ☐ ziemlich (2 Punkte)
- ☐ stark (3 Punkte)
- ☐ sehr stark (4 Punkte)

Fehlt Ihnen körperliche Energie?

- ☐ überhaupt nicht (0 Punkte)
- ☐ ein wenig (1 Punkt)
- ☐ ziemlich (2 Punkte)
- ☐ stark (3 Punkte)
- ☐ sehr stark (4 Punkte)

Leiden Sie unter Schlafstörungen?

- ☐ überhaupt nicht (0 Punkte)
- ☐ ein wenig (1 Punkt)
- ☐ ziemlich (2 Punkte)
- ☐ stark (3 Punkte)
- ☐ sehr stark (4 Punkte)

Haben Sie Ängste?

- ☐ überhaupt nicht (0 Punkte)
- ☐ ein wenig (1 Punkt)
- ☐ ziemlich (2 Punkte)
- ☐ stark (3 Punkte)
- ☐ sehr stark (4 Punkte)

Schwanken Ihre Gefühle innerhalb eines Tages deutlich?

- ☐ überhaupt nicht (0 Punkte)
- ☐ ein wenig (1 Punkt)
- ☐ ziemlich (2 Punkte)
- ☐ stark (3 Punkte)
- ☐ sehr stark (4 Punkte)

Reagieren Sie überempfindlich auf Sinnesreize (z. B. Licht, Geräusche)?

- ☐ überhaupt nicht (0 Punkte)
- ☐ ein wenig (2 Punkte)
- ☐ ziemlich (4 Punkte)
- ☐ stark (6 Punkte)
- ☐ sehr stark (8 Punkte)

Nehmen Sie das Medikament aus anderen als den ursprünglichen Gründen und Anlässen (z. B. das Schlafmedikament tagsüber, wenn Sie gar nicht schlafen wollen)?

- ☐ nie (0 Punkte)
- ☐ selten (1 Punkt)
- ☐ manchmal (2 Punkte)
- ☐ oft (3 Punkte)
- ☐ sehr oft (4 Punkte)

Stolpern Sie ohne ersichtlichen Grund, oder sind Sie gestürzt?

- ☐ nie (0 Punkte)
- ☐ selten (2 Punkte)
- ☐ manchmal (4 Punkte)
- ☐ oft (6 Punkte)
- ☐ sehr oft (8 Punkte)

Nutzen Sie zusätzliche Quellen zur Beschaffung dieses Medikaments (z. B. andere Ärzte, Dritte, Internet), und/oder meiden Sie das Thema Medikamenteneinnahme und/oder nehmen Sie das Mittel heimlich ein und/oder bagatellisieren Sie die eingenommene Menge?

- ☐ nie (0 Punkte)
- ☐ selten (2 Punkte)
- ☐ manchmal (4 Punkte)
- ☐ oft (6 Punkte)
- ☐ sehr oft (8 Punkte)

Haben Sie die Dosis gesteigert, weil die Wirksamkeit des Medikaments nachgelassen hat?

- ☐ überhaupt nicht (0 Punkte)
- ☐ ein wenig (1 Punkt)
- ☐ ziemlich (2 Punkte)
- ☐ stark (3 Punkte)
- ☐ sehr stark (4 Punkte)

Sind Sie auf das Medikament fixiert (z. B. verlassen Sie das Haus nicht mehr „ohne") und/oder stehen Sie einer Reduktion oder dem Absetzen des Medikaments skeptisch gegenüber?

- ☐ überhaupt nicht (0 Punkte)
- ☐ ein wenig (2 Punkte)
- ☐ ziemlich (4 Punkte)
- ☐ stark (6 Punkte)
- ☐ sehr stark (8 Punkte)

Auswertung

0–12 Punkte Noch keine sicheren, typischen Folgeerscheinungen. Sie sollten die Gefahren der Langzeiteinnahme kennen (die in den Fragen angesprochenen Veränderungen) und sich über alternative Behandlungen informieren. Entscheiden Sie dann mit Ihrem Arzt, wie weiter vorzugehen ist.

13–24 Punkte Die Summe der Veränderungen kommt wahrscheinlich von der Einnahme der Benzodiazepine/Z-Substanzen oder anderer verschreibungspflichtiger Schlafmedikamente. Die Fortführung der Einnahme ist problematisch. Das Absetzen der Medikamente ist Ihnen anzuraten, die Weiterverschreibung sollte auf jeden Fall befristet werden. Sprechen Sie mit Ihrem Arzt. Setzen Sie nicht alleine und niemals schlagartig die Medikamente ab.

25 und mehr Punkte Die Veränderungen kommen mit hoher Wahrscheinlichkeit von der Langzeiteinnahme der Benzodiazepine/Z-Substanzen oder anderer verschreibungspflichtiger Schlafmedikamente. Ein ambulanter oder stationärer Entzug ist dringend anzuraten. Sprechen Sie mit Ihrem Arzt. Setzen Sie nicht alleine und niemals schlagartig die Medikamente ab.

Behandlung mit den Mitteln mitunter problematisch.

- **Bewertung:** Sedierende Antidepressiva sind nicht für die Behandlung von Schlafstörungen zugelassen. Schlafmediziner verwenden sie dennoch in niedriger Dosis, wenn eine Schlafstörung lange anhält, die üblichen Schlaf- und Beruhigungsmittel nicht verschrieben werden können oder die angeratene Dauer für deren Einnahme überschritten ist. Sie machen nicht abhängig, haben aber erhebliche Nebenwirkungen. Ihr Einsatz muss immer gut abgewogen werden.

Melatonin

Melatonin ist ein Hormon, das der menschliche Körper produziert, wenn es draußen dunkel wird. Es macht müde und steuert auf diese Weise unseren Tag-Nacht-Rhythmus, also wann wir wach sind und wann wir schlafen. Zur Schlafenszeit befindet sich besonders viel Melatonin in unserer Blutbahn. Forscher kamen daher auf die Idee, das Hormon als Medikament bei Schlafstörungen einzusetzen. Eine synthetisch hergestellte Variante davon soll beim Einschlafen helfen und einen verzerrten Schlafrhythmus wieder geraderücken.

→ Internethandel mit Melatonin

Melatonin-Tabletten sind online auch rezeptfrei erhältlich. Händler importieren sie vorwiegend aus den USA, wo sie als Nahrungsergänzungsmittel freiverkäuflich verfügbar sind. Da aber noch ungeklärt bleibt, welche Risiken die Einnahme des Hormons, vor allem auf lange Sicht, hat, sollten Sie solche Präparate nie ohne Rücksprache mit Ihrem Hausarzt einsetzen.

In Deutschland ist Melatonin unter dem Namen Circadin® auf dem Markt – und nur gegen Rezept erhältlich. Es ist zudem ausschließlich für die Behandlung von Insomnien bei Über-55-Jährigen zugelassen, nicht aber für verzerrte Schlafphasen durch einen Jetlag oder jahreszeitlich bedingte Depressionen. Tatsächlich wurde aber das Mittel vor allem für die Behandlung solch eines gestörten Schlaf-Wach-Rhythmus entwickelt und seine Wirkung fast nur in diesem Rahmen wissenschaftlich untersucht. Ob es auch bei Ein- und Durchschlafstörungen wirkt, ist bislang unsicher. Nur wenige Studien bekräftigen einen Nutzen der Präparate bei Insomnie: Vereinzelt konnten Studienteilnehmer schneller einschlafen, allerdings nur etwa zehn Minuten eher.

- **Anwendung:** Das Mittel wird circa ein bis zwei Stunden vor der Nachtruhe eingenommen. Bislang gibt es nur Erhebungen, in denen die Wirkung von Melatonin über einen Zeitraum von drei Monaten getestet wurde. Die Langzeitwirkung des Hormons ist ungewiss. Die Präparate sollten daher nicht länger als in Studien untersucht eingenommen werden. Das Mittel ist für Patienten jünger als 55 Jahre nicht unbedingt schädlich, es mangelt nur an Studien in dieser Altersgruppe.
- **Risiken und Gegenanzeigen:** Melatonin verursachte einigen Studien zufolge Leberschäden. Wer bereits eine nicht mehr normal funktionsfähige Leber hat, sollte von dem Wirkstoff Abstand halten. Das gilt auch für Personen mit Nierenproblemen. Bei einer Autoimmunerkrankung wie Multipler Sklerose oder Rheuma wird ebenfalls von dem Mittel abgeraten.
  Vorsicht ist geboten, wenn jemand gleichzeitig folgende andere Medikamente einnimmt: bestimmte Antidepressiva, Arzneien gegen bakterielle Infektionen oder andere Schlafmittel. Alkohol und Rauchen schwächen die Wirkung von Melatonin-Präparaten.
- **Bewertung:** Die Experten der Stiftung Warentest bewerten den Wirkstoff Melatonin als „wenig geeignet“. Zu wenig gute Studien belegen seine Wirksamkeit, zu wenig ist über die Langzeitwirkung des Hormons bekannt.

→ Agomelatin

Das Antidepressivum Agomelatin enthält eine Melatonin-ähnliche Substanz, die sich positiv auf den Schlaf auswirkt. Im Gegensatz zu sedierenden Antidepressiva macht es am Tage weniger müde. Seit 2009 ist der Wirkstoff in Deutschland zugelassen. Er ist umstritten. Erst beim zweiten Anlauf klappte es mit der Zulassung. Die erste scheiterte, weil das Mittel den Prüfern nicht wirksam genug war. Studien zufolge erleichtert es durchzuschlafen und fördert den

Tiefschlaf. Nebenwirkungen können Leberschäden sein, regelmäßige Kontrollen durch einen Arzt sind notwendig. Der Nutzen des Mittels ist noch immer unzureichend belegt.

Niedrigpotente Neuroleptika

Von einigen Medizinern werden noch immer niedrigpotente Neuroleptika (z. B. Melperon) angewendet. Sie werden üblicherweise gegen Psychosen und Halluzinationen eingesetzt. Theoretisch haben sie einen Einfluss auf den Schlaf. Zugelassen sind sie für die Behandlung von Schlafstörungen nicht. Zudem haben sie zahlreiche starke Nebenwirkungen. Die Deutsche Gesellschaft für Schlafforschung und Schlafmedizin sowie die Experten der Stiftung Warentest raten vom Einsatz dieser Psychopharmaka bei einer Insomnie, vor allem bei Älteren, ab. Ist die Schlafstörung durch eine schizophrene Erkrankung bedingt, kann es Sinn machen, sie zu verabreichen.

Wie Sie nicht in die Suchtfalle tappen

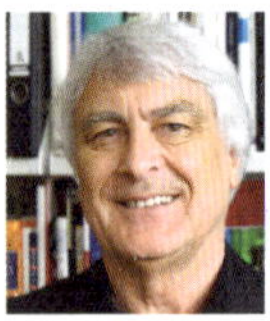

Benzodiazepine und Z-Präparate sind wirksame Einschlafhilfen. Doch sie bergen auch ein großes Risiko. Worauf Sie bei Schlafmitteln achten sollten, erklärt der Pharmazeut und Experte der Stiftung Warentest, Prof. Dr. Gerd Glaeske.

Benzodiazepine und Z-Präparate gelten als sehr wirksam. Warum sind sie dennoch problematisch?

Bei akuten Schlafbeschwerden sind beide Arzneimittelgruppen empfehlenswert. Sie beeinflussen nur wenig den Schlafverlauf und ermöglichen es, frisch in den Tag zu starten. Allerdings übersehen viele den Zeitraum, für den die Mittel zugelassen sind: 8 bis 14 Tage. Wer die Mittel länger einnimmt, gewöhnt sich und seinen Körper daran. Sie können nicht mehr ohne einschlafen. Schon nach zwei bis drei Monaten kommen acht von zehn Patienten nicht mehr allein von den Pillen und Tropfen los. Sie sind abhängig von den Medikamenten.

Wer ist besonders gefährdet?

Frauen ab 45 Jahren. Bei ihnen steigt die Zahl der Schlafmittel-Rezepte rasant an. Das ist eine Zeit der Umbrüche und der Wechseljahre. Im Haushalt, dem sozialen Umfeld und dem Körper verändert sich dann viel. Die Frauen beginnen eine Zwischenbilanz zu ziehen und mitunter an ihrem bisherigen Lebensweg zu zweifeln. Die Folge: Auch abends im Bett liegen sie wach und grübeln. Schlafstörungen sind in dem Alter bei Frauen daher sehr häufig. Sie bekommen dann schnell mal Tabletten verordnet. Oftmals für zu lange Zeit.

Was können solche und andere Patienten tun, um gar nicht erst in die Suchtfalle zu tappen?

Nehmen Sie die Mittel nur für kurze Zeit. Überlegen Sie, ob die Situation, wegen der Sie die Mittel einnehmen, länger andauert. Handelt es sich etwa um Schlafprobleme im Laufe der Wechseljahre, die also deutlich länger anhalten als die Einnahme dieser Schlafmittel zulässig wär, dann sollten Sie Alternativen zu Benzodiazepinen oder Z-Präparaten suchen. Schließlich hilft es, sich und das eigene Verhalten kritisch zu hinterfragen: Muss ich das Mittel wirklich ständig nehmen? Kann ich es absetzen, ohne belastende Begleiterscheinungen zu bekommen?

Worauf sollten Patienten bei der Einnahme von Benzos & Co. noch achten?

Vermeiden Sie möglichst die langwirksamen Mittel. Diese dämpfen oft noch am nächsten Morgen, sodass Sie müde und unkonzentriert in den Tag starten. Und: Schlucken Sie die Benzodiazepine sowie Z-Präparate nicht gemischt mit anderen Medikamenten oder Alkohol. Diese können sich gegenseitig und die jeweiligen Nebenwirkungen verstärken. Das ist mitunter lebensgefährlich.

Woran erkennen Angehörige und Patienten eine Abhängigkeit von den Schlafmitteln?

Von außen ist das kaum zu erkennen. Die meisten sind leistungsfähige Kollegen, Familienmitglieder oder Freunde. Sie sind körperlich normal aktiv. Nur wer langwirksame Schlafmedikamente einnimmt oder im Alter zu den Pillen greift, erlebt oft stärkere Nebenwirkungen: Konzentrationsprobleme, unsicherer Gang, verwaschene Sprache und Gedächtnislücken. Die Patienten können es an ihrem eigenen Verhalten erkennen. Sie nehmen die Tabletten regelmäßig ein, länger als vorgesehen und können nicht ohne die Mittel zu Bett gehen. Wer merkt, er kann die Mittel nicht mehr von heute auf morgen weglassen, steht an der Schwelle zu einer Abhängigkeit oder ist bereits mittendrin.

Wer kann dann helfen?

Die meisten können sich ambulant von ihrem Hausarzt oder einem Psychiater bei der Entwöhnung unterstützen lassen. Inzwischen gibt es aber auch ein Programm, bei dem Apotheker den Betroffenen helfen, von den Schlafmitteln loszukommen. Wer allerdings schon längere Zeit, also mehrere Jahre, regelmäßig zur Nachtruhe solche Pillen schluckt, wird es auf diesem Weg vermutlich nicht mehr schaffen. Eine Klinikbehandlung ist dann oft notwendig.

Hilfe

Adressen

Allgemeiner Verband Chronische Schlafstörungen Deutschland e. V.
Postfach 120212
42677 Solingen
Telefon: 0212 2 64 30 94
info@avsd.de
www.avsd.eu

Bundespsychotherapeutenkammer (BPtK)
Klosterstr. 64
10179 Berlin
Telefon: 030 278785–0
Telefax: 030 278785–44
info@bptk.de
www.bptk.de

Bundesverband Schlafapnoe Deutschland (BSD) e. V.
Werner Waldmann
Panoramastraße 6
73760 Ostfildern
Telefax: 0711 459 94 95
info@bsd-selbsthilfe.de
www.bsd-selbsthilfe.de

Deutsche Akademie für Gesundheit und Schlaf (DAGS) e. V.
Bahnhofstraße 9
21465 Reinbek
Telefon: 040 72811518
info@dags.de
www.dags.de

Deutsche DepressionsLiga e. V.
Thomas Müller-Rörich
Auf der Lache 44
71729 Erdmannhausen
Telefon: 07144 7048950
kontakt@depressions-liga.de
www.depressions-liga.de

Deutsche Gesellschaft für Schlafforschung und Schlafmedizin
DGSM-Geschäftsstelle
c/o HEPHATA-Klinik
Schimmelpfengstraße 6
34613 Schwalmstadt-Treysa
Telefon: 06691 2733
Telefax: 06691 2823
DGSM-geschaefts-stelle@t-online.de
www.dgsm.de

Deutsche Narkolepsie-Gesellschaft e. V.
Claudia Schitto (Vorsitzende)
Telefon: 02921 9817104
Mobil: 0172 3294080
vorsitz1@dng-ev.de
www.dng-ev.de

Kassenärztliche Vereinigung Berlin
Masurenallee 6A
14057 Berlin
Telefon: 030 31003–0
Fax: 030 31003 – 380
kvbe@kvberlin.de
www.kvberlin.de

Psychotherapie-Informationsdienst
Deutsche Psychologen- Akademie GmbH des Berufsverbandes Deutscher Psychologinnen und Psychologen
Am Köllnischen Park 2
10179 Berlin
Telefon: 030 2 09 16 63 30
Telefax: 030 2 09 16 63 16
pid@psychologenakademie.de
www.psychotherapie-suche.de

RLS e. V. Deutsche Restless Legs Vereinigung
Schäufeleinstr. 35
80687 München
Telefon: 089 550 2888–0
Telefax: 089 550 2888–1
info@restless-legs.org
www.restless-legs.org

Fachbegriffe erklärt

Antihistaminika: Medikamente gegen Allergien. Ältere Wirkstoffe haben die Nebenwirkung müde zu machen. Diese werden heute hauptsächlich als Arznei gegen Schlafstörungen eingesetzt.

Benzodiazepine: Schlaf- und Beruhigungsmittel. Sie erleichtern das Ein- oder Durchschlafen, lindern Ängste, entspannen die Muskulatur, wirken krampflösend. Haben mitunter beträchtliche Nebenwirkungen, u. a. Suchtgefahr.

Chronotypen: Unterschiedliche Rhythmen, nach denen Menschen wachen und schlafen. Zwei Varianten, in die ein Drittel aller Deutschen eingeteilt werden können: Abend- und Morgentypen bzw. Eulen und Lerchen. Sie sind besonders früh am Tag aktiv oder besonders spät.

CPAP-Gerät: engl. für Continuous Positive Airway Pressure, zu deutsch: kontinuierlicher positiver Atemwegsdruck. Atemgerät gegen Schlafapnoe. Atemluft wird mit Überdruck über Maske in Atemwege geschleust. Verhindert das Kollabieren der Atemwege und damit Schnarchen und gefährliche Atemaussetzer.

Hangover: starke Müdigkeit und Konzentrationsprobleme am Tag nach der Einnahme von Schlafmitteln. Üblich, wenn Arznei besonders langsam abgebaut wird und sich am nächsten Tag noch viel Wirkstoff im Blut befindet. Typisch für langwirksame Benzodiazepine.

Hypersomnie: übermäßige Tagesschläfrigkeit oder übergroßes Schlafbedürfnis. Schlafdauer über zehn Stunden, einnicken am Tag bei monotonen Tätigkeiten. Mitunter ausgelöst von Obstruktiver Schlafapnoe, Medikamenten, Depressionen oder rhythmischen Bewegungen der Gliedmaßen im Schlaf.

Insomnie: Ein- und Durchschlafstörungen. Häufigste Form der Schlafstörungen.

Kortisol: Hormon, das bei Aktivierung ausgeschüttet wird. Zirkuliert in 24-Stunden-Rhythmus, nachts und in Ruhe in geringster Menge, am Tag und bei körperlicher oder psychischer Beanspruchung am höchsten. Auch Stresshormon genannt.

Lichttherapie: Bestrahlung mit besonders hellem Licht, um Schlaf-Wach-Rhythmus zu normalisieren. Licht wirkt auf Ausschüttung des Schlafhormons Melatonin. Patienten bleiben länger wach und aktiv oder kommen morgens leichter in Schwung. Übliche Dosis: Täglich 30 bis 60 Minuten.

Melatonin: Schlafhormon. Steuert Tag-Nacht-Rhythmus, also wann jemand wach ist oder schläft. Abends höchste Produktion, am Tag am wenigsten. Inzwischen auch als Medikament gegen Schlafrhythmusstörungen erhältlich.

Narkolepsie: Sogenannte Schlafkrankheit, Form der Hypersomnie. Typische Symptome: Tagesschläfrigkeit und Einschlafattacken. Die Betroffene wirken oft desorientiert, wie unter dem Einfluss von Schlaftabletten. Die Ursache ist vermutlich ein genetischer Defekt oder eine Autoimmunkrankheit.

Obstruktive Schlafapnoe: Wiederholt, vorübergehend keine oder sehr wenig Luftzufuhr im Schlaf. Oft in Verbindung mit sehr starkem Schnarchen. Dabei gelangt nicht genügend Sauerstoff in die Lungen, Gehirn reagiert mit innerem Alarm und reißt den Körper aus dem Tiefschlaf. Betroffene holen dann lautstark Luft. Erwachen oft, ohne das bewusst mitzubekommen. Folgen: Tagesschläfrigkeit, Herz-Kreislauf-Probleme.

Parasomnie: Auffälliges Verhalten im Schlaf. Dazu zählen: Albträume, Schlafwandeln, Nachtschreck/Pavor Nocturnus. Treten unwillkürlich in der Nacht auf. Mit Ausnahme der Träume können sich Betroffene nicht an Nachtaktivität erinnern. Oft ausgelöst von Stress.

Pavor Nocturnus/Nachtschreck: Form der Parasomnien. Aufschrecken und Schreien im Tiefschlaf. Dauert meist nur wenige Sekunden. Am Morgen keine Erinnerung daran. Typisch bei Kindern in bestimmten Entwicklungsphasen, aber auch bei Erwachsenen möglich. Oft ausgelöst von Stress.

Polysomnographie: Untersuchung des Schlafes im Schlaflabor. Messung von Hirn- und Muskelaktivität sowie der Atmung während des Schlafes.

Pseudoinsomnie: Subjektives Gefühl nicht genügend zu schlafen. Objektiv keine Schlafstörung erkennbar.

Psychologische Methoden: Aufbrechen der erlernte Verknüpfung zwischen Wachsein und Schlafzimmer/Bett.

- Regeln der Stimuluskontrolle: Nur im Bett sein, wenn man müde ist.
- Schlafrestriktion: Systematische Verkürzung der Schlafenszeit führt zu weniger Wachzeit im Bett.

Rebound-Effekt: Effekt beim Absetzen von Schlaf- und Beruhigungsmitteln. Nach abruptem Beenden der Einnahme kommen die ursprünglichen Beschwerden mitunter in verstärkter Form zurück. Vermeidbar durch Ausschleichen der Medikamente, wenn Einnahmeende geplant.

Restless-Legs-Syndrom: Unangenehme Empfindungen in den Beinen in Ruhesituationen. Kribbeln und Stechen sowie Drang sie zu bewegen. Hält vom Einschlafen ab. Nicht zu verwechseln mit Muskelkrämpfen oder „eingeschlafenen" Gliedmaßen.

Schlafhygiene: Regeln für erholsamen Schlaf. Entwickelt von Medizinern und Psychologen.

Somnologie: Schlafmedizin.

Z-Substanzen: Schlaf- und Beruhigungsmittel, deren Wirkstoffe mit dem Buchstaben Z beginnen. Stoßen den Schlaf an, beruhigen, entspannen. Haben mitunter beträchtliche Nebenwirkungen, wie Suchtgefahr.

Literatur

Entspannungsverfahren

- Cornelia Löhmer und Rüdiger Standhardt: Die Kunst, im Alltag zu entspannen. Einübung in die Progressive Muskelentspannung. Klett-Cotta, 2014
- Halko Weiss, Michael Harrer und Thomas Dietz: Das Achtsamkeitsübungsbuch. Klett-Cotta, 2014
- Daniel Wilk: So einfach ist Autogenes Training. Trias, 2012

Entspannungsübungen für Kinder

- Sonja Polakov: Entspannung für Kinder. minddrops Verlag, 2012 (Audio-CD)
- Stefanie Glaschke und Anja Fitzner: Entspannung lernen. Übungen für Kinder und Jugendliche. Urania Verlag, 2012
- Volker Friebel und Sabine Friedrich: Entspannung für Kinder. Stress abbauen. Konzentration fördern. Mit Entspannungskurs. Rowohlt, 2011

Grübeln

- Tobias Teismann: Grübeln. Wie Denkschleifen entstehen und wie man sie löst. Balance buch+medien verlag, 2004

Stressbewältigung

- Gert Kaluza: Gelassen und sicher im Stress. Das Stresskompetenz-Buch: Stress erkennen, verstehen, bewältigen. Springer-Verlag, 2014
- Günter Niklewski und Rose Riecke-Niklewski: Das Anti-Stress-Konzept, Stiftung Warentest 2013

Schlafrestriktion

- Tilmann Müller und Beate Paterok: Schlaf erfolgreich trainieren. Ein Ratgeber zur Selbsthilfe. Hogrefe, 2010

Medikamente

- Annette Bopp und Vera Herbst: Handbuch Medikamente. Stiftung Warentest, 2014
- Annette Bopp und Vera Herbst: Handbuch Rezeptfreie Medikamente. Stiftung Warentest, 2011

Stichwortverzeichnis

T

U, V

W

Y, Z

Stiftung Warentest
Lützowplatz 11–13
10785 Berlin
Telefon 0 30/26 31–0
Fax 0 30/26 31–25 25
www.test.de
email@stiftung-warentest.de

USt.-Id-Nr.: DE136725570

Vorstand: Hubertus Primus
Weitere Mitglieder der Geschäftsleitung:
Dr. Holger Brackemann, Daniel Gläser

Programmleitung: Niclas Dewitz

Autorin: Jana Hauschild

Projektleitung/Lektorat: Christiane Hefendehl
Mitarbeit: Florian Ringwald, Karsten Treber
Korrektorat: Hartmut Schönfuß
Fachliche Unterstützung: Prof. Dr. Gerd Glaeske, Bremen; Dr. Marie-Luise Hansen, Berlin; Prof. Dr. Dieter Riemann, Freiburg
Titelentwurf: Josephine Rank, Berlin
Layout: Büro Brendel, Berlin
Grafik, Satz und Bildredaktion: Schimmelpenninck . Gestaltung
Illustrationen: Mario Mensch, Hamburg (S. 67, 77, 99)
Bildnachweis: fotolia, gettyimages (Titel); doc Stock (S. 34, 132, 149, 159), fotolia (S. 10, 12, 20, 37, 44, 50, 58, 70, 80, 83, 96, 103, 119, 122, 129, 130, 132, 139, 143, 151, 152, 154) gettyimages (S. 2, 146), thinkstock (S. 23, 24)
Infografiken/Diagramme: Diagramm (S. 105) nach P. Spork; Das Schlafbuch; Rowohlt Verlag
Produktion: Vera Göring
Verlagsherstellung: Rita Brosius (Ltg.), Susanne Beeh
Litho: tiff.any, Berlin
Druck: BGZ Druckzentrum GmbH, Berlin

ISBN: 978-3-86851-154-3